脾胃病证的科学内涵与外延

主编　李军祥　陈胜良

中華醫學電子音像出版社
CHINESE MEDICAL MULTIMEDIA PRESS
北　京

图书在版编目（CIP）数据

脾胃病证的科学内涵与外延 / 李军祥，陈胜良主编. —北京：
中华医学电子音像出版社，2019.10
ISBN 978-7-83005-179-2

Ⅰ. ①脾… Ⅱ. ①李… ②陈… Ⅲ. ①脾胃病—中医治疗法
Ⅳ. ① R256.3

中国版本图书馆 CIP 数据核字（2019）第 214352 号

脾胃病证的科学内涵与外延
PIWEI BINGZHENG DE KEXUE NEIHAN YU WAIYAN

主　　编：李军祥　陈胜良
策划编辑：冯晓冬　史仲静
责任编辑：赵文羽
校　　对：朱士军
责任印刷：李振坤
出版发行：中华医学电子音像出版社
通信地址：北京市西城区东河沿街 69 号中华医学会 610 室
邮　　编：100052
E - mail：cma-cmc@cma.org.cn
购书热线：010-51322675
经　　销：新华书店
印　　刷：廊坊市团结印刷有限公司
开　　本：889 mm × 1194 mm，1/32
印　　张：4.5
字　　数：85 千字
版　　次：2019 年 10 月第 1 版　2019 年 10 月第 1 次印刷
定　　价：50.00 元

内容提要

作者分六章详细阐述了肺大肠系统疾病、心小肠系统疾病、肝胆系统疾病、脾胃系统疾病、脏腑兼证及其他辨证，并以中医学理论为基础，充分结合现代医学病理生理的发病机制，以证型为纲，对脾胃病相关各脏腑证候进行梳理，指出它们与脾胃病的关系。同时，对同一证候疾病的中西医认识和治疗方法逐一进行了比较。本书适用于从事中医和中西医结合工作的中青年医务工作者，对于中医药院校高年级本科生、研究生和中医爱好者也具有一定的参考价值。

前　言

脾胃五行属土，位居中焦，在经络的相互联络下构成表里配合的关系。脾胃为后天之本，在食物的受纳、消化、吸收和输布的生理过程中发挥主要作用。脾胃病是临床常见疾病，肺、大肠、心、小肠、肝、胆等脏腑和痰饮、瘀血等病理因素的影响均可致脾胃纳运失司，升降失调，产生各种证候。中医学的基本特点是整体观念和辨证论治。中医学认为，部分脾胃病的证候表现和舌脉特征等基本相同，治疗方法和方药也有诸多相同之处，将这些不同种类疾病的相同证候进行归纳对比，有利于中医对脾胃病的系统诊治。

编者以中医学理论为基础，充分结合现代医学病理生理的发病机制，以证型为纲，对脾胃病相关各脏腑证候进行梳理，并指出它们与脾胃病的关系。同时，对同一证候疾病的中西医认识和治疗方法逐一进行比较，力求做到在理论上深入浅出，简单明了，使中医对脾胃病相关证候的认识与西医的病理生理发病机制相互贯通，更好地从现代医学角度诠释中医学脾胃理论，使中医药理论知识更加容易被理解与掌握。汲取现代医学的科学理论，促进中医药理论的发展。本书适用于从事中医和中西医结合工作的中青年医务工作者，对于中医药院校高年级本科生、研究生和中医爱好者也具有一定的参考价值。

尽管本书的编写人员对现有脾胃病的中医和西医理论与实

践的整理、甄别付出了诸多努力，但仍有部分脾胃病诊治的中西医理论知识和临床实践尚处于探索和发展阶段，且受编写水平和时间所限，难免有所疏漏，敬请广大读者批评指正，以便于今后不断补充与完善。

李军祥　陈胜良

2019 年 11 月

出版说明

医疗卫生事业发展是提高人民健康水平的必然要求，医药卫生人才队伍建设是推进医药卫生事业改革发展、维护人民健康的重要保障。继续医学教育作为医学终身教育体系的重要组成部分，是实施人才强卫战略和卫生人力资源开发的主要途径和重要手段。

《国家级继续医学教育项目教材》系列于 2006 年经全国继续医学教育委员会批准，由中华医学会组织编写，具有以下特点：一是权威性，由全国众多在本学科领域内有较深造诣和较大影响力的专家撰写；二是时效性，反映了经过实践验证的最新学术成果和研究进展；三是实用性、指导性和可操作性，能够直接应用于临床；四是全面性和系统性，以综述为主，代表了相关学科的学术共识。

纵观《国家级继续医学教育项目教材》系列，自 2006 年出版以来，每一分册都是众多知名专家智慧的结晶，其科学、实用的内容得到了广大医务工作者的欢迎和肯定，被全国继续医学教育委员会和中华医学会共同列为国家继续医学教育推荐教材，同时连续被列入“十一五”“十二五”“十三五”国家重点出版物出版规划。

本套教材的编辑与出版得到了全国继续医学教育委员会、国家卫生健康委员会科教司、中华医学会及其各专科分会与众多专家的支持和关爱，在此一并表示感谢！

限于编写时间紧迫、经验不足，本套教材会有很多不足之处，真诚希望广大读者谅解并提出宝贵意见，我们将在再版时加以改正。

《国家级继续医学教育项目教材》编委会

目　　录

第一章 肺大肠系统

一、大肠湿热证

（一）中医认识

【概述】

大肠位于腹中，其上口通过阑门与小肠相接，其下端为肛门，又称为“魄门”。《黄帝内经·灵枢》所谓：“大肠手阳明之脉，起于大指次指之端，循指上廉，出合谷两骨之间，上入两筋之中，循臂上廉，入肘外廉，上臑外前廉，上肩，出髃骨之前廉，上出于柱骨之会上，下入缺盆，络肺，下膈，属大肠。其支者，从缺盆上颈，贯颊，入下齿中，还出挟口，交人中，左之右，右之左，上挟鼻孔”。大肠主传导糟粕，以通降为顺，故大便排泄的异常，主要与大肠功能失调有关。

大肠湿热证是指湿热侵袭大肠所表现的证候，多因外感湿热之邪，或因饮食不节，损伤肠胃，湿热之邪乘虚内犯所致。湿热侵袭大肠，壅阻气机，故腹痛、里急后重；湿热熏灼肠道，脉络受损，血腐成脓，故下利赤白脓血；湿热下注，水谷传导失司，清浊不分，故暴注下迫，色黄而臭；湿阻大肠，热炽气滞，大肠气机不畅，故腹泻不爽；热炽肠道，则肛门灼热、小便短赤，热盛伤津故口渴、身热，粪质黏稠腥臭。舌红，苔黄腻为湿热之象；湿重于热，脉象多见濡数，热重于湿，脉象多见滑数。

【与脾胃病证的关系】

《素问·至真要大论》谓："暴注下迫，皆属于热"、意即湿热之邪内侵，小肠清浊不分，混杂而下，大肠蠕动亢进，传导过速，则发为泄泻之证。若湿热下注大肠，阻滞腑气通降，则气血与湿热相搏，损伤肠络，则发生痢下赤白、里急后重等痢疾。饮食不节，恣食生冷、肥甘食物，损伤大肠。湿性重者，常先伤于下，湿与热结，致肛门部气血纵横、经络交错而发内痔；湿热蕴阻肛门，经络阻隔，气血凝滞，则易形成肛门直肠周围脓肿；湿热下注大肠，肠道气机不利，经络阻滞，瘀血凝聚，发为直肠息肉；因饮食不节，过食醇酒厚味，辛辣炙煿，或虫积骚扰，湿热内生，下注肛部则为肛隐窝炎；饮食不洁，久痢久泻，息肉虫积，损伤脾胃，运化失司，湿热内生，热毒蕴结，流注大肠，蕴毒积聚，结而为肿，形成锁肛痔；暴饮暴食，嗜食生冷、油腻食物，损伤脾胃，导致肠道功能失调，糟粕积滞，湿热内生，积结肠道而成肠痈；饮食不节，过食辛辣食物，湿热内生，损伤脉络，引起便血。

【治法与方药】

感受湿热之邪，肠腑传化失常，运化失职而发生泄泻者，当清热利湿，予以葛根芩连汤治疗，常用药物有葛根、黄芩、黄连等。湿热之邪毒积滞肠中，气血被阻，气机不畅，发生里急后重、下痢赤白脓血之湿热痢疾者，当清热解毒、调气行血，予以芍药汤治疗，常用药物有白芍、木香、槟榔、黄芩、黄连、当归、甘草等。

对大肠湿热内痔者，宜清热利湿止血，予以脏连丸加减治疗，常用药物有黄连、萆薢、黄柏等；出血多者加地榆炭、仙鹤草。大肠湿热之肛门直肠周围脓肿者，宜清热解毒，予以仙方活命饮、黄连解毒汤加减治疗，若有湿热之象，可合用萆薢渗湿汤，常用药物有穿山甲、皂角刺、当归尾、甘草、银花、赤芍、乳香、没药、天花粉、陈皮、防风、贝母、白芷、黄芩、黄连、黄柏、山栀、萆薢等。大肠湿热之直肠息肉者，宜清热利湿、解毒散结，予以萆薢渗湿汤加减治疗，常用药物有萆薢、薏苡仁、黄柏、赤芍、牡丹皮、泽泻、滑石、通草等；腹泻者加黄连、马齿苋，便血者加地榆、槐角、炒荆芥。大肠湿热之肛隐窝炎者，宜清热利湿，予以止痛如神汤加减治疗，常用药物有秦艽、桃仁、皂荚、苍术、防风、黄柏、当归尾、泽泻、槟榔、熟大黄等。大肠湿热之锁肛痔者，宜清热利湿，予以槐角地榆丸加减治疗，常用药物有槐角、白芍、炒枳壳、荆芥、地榆炭、椿皮、栀子、黄芩、生地黄等。大肠湿热之肠痈者，宜通腑泄热、解毒利湿透脓，予以大黄牡丹汤合红藤煎剂加减治疗，常用药物有败酱草、白花蛇舌草、蒲公英、大黄、牡丹皮、红藤、柴胡等；湿重者加藿香、佩兰、薏苡仁；热甚者加黄芩、黄连、蒲公英、生石膏；右下腹包块者加炮山甲、皂角刺。湿热内蕴，结于脉络，血溢肠道，出现便血者，当清化湿热、凉血止血，予以地榆散合槐角丸加减治疗，常用药物有地榆、茜草、槐角、栀子、黄芩、黄连、茯苓、防风、枳壳、当归等。

（二）西医认识

【概述】

腹内结肠上端经回盲瓣连接小肠，最下端是肛门，中医又称“魄门”。中医大肠的经络起始于拇指和示指之间，沿二指内缘向上延行。大致沿桡神经与正中神经体表皮肤支配的交界边缘走行，随着桡神经汇入臂丛神经，大肠经络走行的神经标志不再清晰。但其随着臂丛神经行至颈椎比邻部位的交感神经，向上与三叉神经、面神经、吞咽神经、迷走神经等脑神经在功能上互相影响。所谓颈部大肠经的支路汇集于人中穴，或经由与大肠经络相关的内脏神经传入通路，在颈部与各层面的三叉神经和面神经分支直接或间接连络，表现为功能的交互影响。大肠经络在脊髓神经、交感神经、颅内神经等层面的功能关系，与膈肌运动、肺部呼吸及排便等腹部运动功能等存在联系。大肠传输未被消化吸收的物质，中医学认为其主要功能是排泄，如排泄不畅，提示大肠功能失调。

中医的大肠湿热证与西医的结肠炎临床表现类似。其病因包括环境中微生物或有害物质经饮食进入体内，抑或是饮食不当。外来致病物质或肠道微生态中的条件致病微生物，在消化不良等引起肠道环境恶化的情况下，促成肠黏膜炎症。肠道炎症常引发运动紊乱。炎症部位环行肌收缩，肠道内容物通过效率降低，上游肠壁纵行肌反射性痉挛引发腹痛。下游肠管代偿性扩张，或因腔内腐败微生物的代谢产物（如 NO、H_2S 等）导致肠道平滑肌麻痹，造成排泄不畅。肛管黏膜炎症可引起里急后重表现。化脓性活动性肠黏膜急性炎症常有水样便、黏液脓血便、黄色恶臭便；感染发热可引发肠道运动障碍、局部麻痹、上游代偿性痉挛、下游代偿性扩张，虽有稀便，但仍排泄不畅伴肛门灼热感，小便少、色红、口干、体温升高，大便黏糊状、有腥臭味，舌苔黄腻。亚急性炎症程度不相称，发热反应较轻，脉象迟滞；急性炎症发热反应程度剧烈，脉象滑数。

【与胃肠疾病的关系】

《素问·至真要大论》所谓："暴注下迫，皆属于热"，就是急性炎症，其腹泻明显，均属于热证。若炎症部位偏上，小肠内消化吸收效率降低，未被消化吸收的物质过多、过快地推向远端肠道，大肠腔内渗透压升高，肠黏膜接受的刺激增加，肠壁感受机械扩张增加，触发过速运动，出现急性胃肠炎时可有腹泻。如果感染性炎症主要发生于大肠，则主要由于结肠的运动紊乱及炎症反应，结肠局部通过效率降低，出现黏液脓血便，有排泄不畅、里急后重等类似"痢疾"的表现。暴食暴饮、过食生冷辛辣食物、过度油腻和过分甜食，都对大肠不利。结肠炎症病程较长，时常累及远端。炎症及发热反应常引起肛门灼热，滋生内痔。肛管炎症反应，加之排便行为不当，血流动力学异常，易形成肛门直肠周围脓肿。对于结肠炎症，针对炎症损伤的修复过程中，因黏膜下神经、微循环支持的修复环境（干细胞及细胞稳定增殖、分泌炎症因子等）紊乱，易发生结肠息肉。饮食不节制，过度饮酒，过食油腻、辛辣食物或寄生虫的刺激，导致炎症侵入黏膜下，则可以发生肛隐窝炎。食物不干净，长期痢疾性腹泻、痔疮、肛周脓肿，导致胃肠道、周身循环及神经免疫功能异常，肛周炎症易形成肛周脓肿或痔核结节。暴食暴饮，食用生冷油腻食物，结肠炎经久不愈，易形成肠瘘、窦道或脓肿。饮食不节制、过食辛辣食物、炎症导致血管损伤，引起便血。

【治法与方药】

中医对本证的治则为清热利湿，等同于西医的消炎及治疗腹部和全身炎症反应临床表现的方法。西医的消炎包括抗感染及针对炎症反应病理生理学的药物治疗。

从西医角度理解，中医治疗大肠湿热内痔，除消炎并治疗炎症反应以外，还注重通过调节微循环而发挥作用。所谓“止血”，就是阻滞过度充血。对于息肉、“锁肛痔”，则注重活血化瘀。

二、大肠液亏证

（一）中医认识

【概述】

大肠包括回肠和广肠（直肠）。回肠上接阑门，下接广肠，广肠下端为魄门（肛门）。其经脉与肺经相互络属，故与肺为表里。大肠的功能是传导糟粕，并将之排出体外。若大肠有病，传导失司，则可表现为腹泻或便秘。

大肠液亏，症见口唇干燥，咽喉失润，大便日久不解，甚则口臭头痛等，乃肺津亏虚，累及大肠失濡之故。

【与脾胃病证的关系】

胃热过盛，肠腑燥热，阴津不足，则肠失濡润，大肠津亏，而致大肠传导失常，发为便秘；宋代《圣济总录·卷第九十七·大便秘涩》指出：“大肠枯竭，渴而多秘者，亡津液也”。大肠液亏，日久血行濡缓，气血不畅，瘀血不散，结而为内痔。素体阴虚，肠道失于濡润，大便干燥，排便努挣，常致肛裂。胃肠脉络受损，溢于外日久，湿热未尽，营阴亏虚，出现便血。

【治法与方药】

肠腑燥热，阴津不足，肠失濡润，而致便秘者，当滋阴通便，予以增液汤加减治疗。本方有滋阴增液、润肠通便的作用，适用于阴津亏虚，肠道失濡之便秘，常用药物有玄参、麦冬、生地黄滋阴生津，当归、石斛、沙参滋阴养血。

大肠液亏之内痔者，宜清热润肠通便，予以凉血地黄汤联合脾约麻仁丸治疗，常用药物有黄柏、知母、青皮、槐子、熟地黄、当归、火麻仁、芍药、枳实、大黄、厚朴、杏仁等；大肠液亏之肛裂者，宜养阴清热润肠，予以润肠汤加减治疗，常用药物有火麻仁、脂麻（芝麻）、桃仁、荆芥穗等。便血日久，湿热未去，营阴亏虚者，予以清热除湿、补益阴血治疗，方用清脏汤或脏连丸，常用药物有当归、川芎、生地黄、白芍、黄连、黄芩、栀子、黄柏、地榆、槐角、阿胶等。

（二）西医认识

【概述】

中医所谓的“大肠包括回肠和广肠”，在西医角度，似乎为肠道解剖部位的末端回肠、回盲部及结直肠。结直肠的最远端是肛门。中医的肺，也是功能肺的概念。西医或能理解为除消化道及泌尿系统以外，机体排泄废弃物或有害物的功能承载。这些功能包括西医理解的气体交换、自主神经承载的腺体分泌、皮肤和黏膜分泌、物理辐射、膈肌运动和毛发润泽等。中医认为大肠和肺的经络功能交错，互作调理，如同事物的表面和内在相互关联。大肠的功能是排泄消化道废弃物。如果大肠患有疾病，传导不畅，则排泄失调，临床表现为便秘或腹泻。

大肠津液的丢失，临床上表现为口唇干燥，咽干声嘶，大便干硬、大便次数减少、便意缺乏，口臭，头痛。这是副交感神经所主导的黏膜、皮肤分泌润泽附属机构的功能下降，以及肠道分泌黏液减少的缘故。

【与胃肠疾病的关系】

中医所谓胃热，相应的病理生理机制是体液渗透压在短时间内增加，导致黏膜微循环和有效体循环总量下降，临床表现为西医理解的胃肠分泌减少、运动减缓，导致便秘；结肠推进动力不足，加之血液循环不畅，会导致肛管静脉淤血、扩张、感染等，引发内痔。排便费力会损伤肛管和肛门结构，出现肛裂。润滑不足，感染和炎症日久不愈，或有破裂出血。

【治法与方药】

中医对于本证的治则为滋阴通便，改善体循环和微循环，增加肠道运动，改善排便。西医的治疗原则为：①补充水分以改善体循环。②使用溶剂型（如食物纤维）和渗透性泻药（如乳果糖和聚乙二醇）改善肠道环境。③应用促胃肠动力药物（如 5-HT_4 受体激动药、刺激性缓泻药比沙可啶等）和促黏膜分泌药物（如鲁吡格列酮等）。

三、腑实热结证

（一）中医认识

【概述】

肺与大肠经脉相互络属，构成表里相合关系。生理上，肺气清肃下降，气机调畅，布散津液，能促进大肠的传导，有利于糟粕的排出；大肠传导正常，糟粕下行，有助于肺气肃降。两者相辅相成，相互为用。病理情况下，若大肠实热内结，腑气不通，可影响肺的肃降，而出现胸满、喘咳等症。反之，肺失肃降，津液不能下布于大肠，则可见口唇干燥，咽喉失润，大便日久不解，甚则口臭、头痛等。

【与脾胃病证的关系】

热结于肠腑，灼伤津液，大肠失濡润，则大便干结，腹胀满；肠中有干结的粪便则按之痛；热熏蒸于上，则口干或口臭；舌苔、脉象均为肠道实热之证。胃热过盛，肠腑燥热，阴津不足，则肠失濡润，大肠津亏，而致大肠传导失常，发为便秘。

【治法与方药】

肠腑燥热，阴津不足，肠失濡润，而致便秘者，当泄热导滞、润肠通便，予以麻子仁丸加减治疗，常用药物有火麻仁、芍药、枳实、大黄、厚朴、杏仁。方中火麻仁性味甘平，质润多脂，润肠通便，是为君药。杏仁上肃肺气，下润大肠；白芍养血敛阴，缓急止痛为臣药。大黄、枳实、厚朴即小承气汤，以轻下热结，除胃肠燥热为佐。蜂蜜甘缓，既助火麻仁润肠通便，又可缓和小承气汤攻下之力，以为佐使。

（二）西医认识

【概述】

中医所述的大肠包括回肠和广肠，大致是西医理解的末端回肠、回盲部及结直肠。结直肠的最远端是肛门。中医的肺，也是功能肺的概念。肺与大肠相表里的西医诠释前文已述。正常生理状态下，“肺气”主导的黏膜分泌及内脏神经功能协调、肠道分泌和运动功能正常，肠内容物传输、排泄状态正常。换言之，肠道传输和排泄正常也有利于“肺气”主导的黏膜分泌和内脏神经功能状态维系稳定。在病理状态下，肠道黏膜分泌减少，运动传输减慢，肠内容物停滞，有害代谢产物无法排出，经由神经（特别是内脏神经）和体液途径影响中医肺的其他功能，可出现胸闷、喘咳等表现。反之，肺功能下降，不能宣泄出对内脏神经（分泌和运动）起负性作用的气体（如NO、硫化物等）及增加体液渗透压的挥发性物质，可出现口唇干裂，咽部干燥，唾液减少，大便次数减少，口臭、头痛等临床表现。

【与胃肠疾病的关系】

肠黏膜分泌减少、运动减弱，大便干硬、排便次数减少、便意缺乏。体格检查可触及有压痛的粪块或扩张的肠段；患者口干或口臭；舌苔为中医描述的实热征象。

【治法与方药】

中医对于本证的治则为泄热导滞、润肠通便。西医常用润滑性泻药（如麻油、液状石蜡等）。其他西医治疗如前述。

四、肠虚滑脱证

（一）中医认识

【概述】

小肠上接幽门，与胃相连，下达阑门，接于大肠，其经脉与心经相互络属，故与心为表里。小肠的功能，一为受盛化物；二为分清泌浊。若小肠功能失调，可引起腹胀、腹痛、呕吐、便溏等症状。大肠包括回肠和广肠。回肠上接阑门，下接广肠，广肠下端为魄门（肛门）。其经脉与肺经相互络属，故与肺为表里。大肠的功能是传导糟粕，并将之排出体外。若大肠有病，传导失司，可表现为腹泻或便秘。

肠虚滑脱证是因久泻而致大肠阳气虚衰，不能正常固摄而下利无度，甚则致肛门、直肠脱垂所表现的证候。

【与脾胃病证的关系】

大肠阳虚阴盛，传导失利，不能固摄，表现为大便滑脱失禁。肾阳虚衰，气化无权，封藏失司，不能固摄，则肠虚滑泄、阳气衰惫。久泻而致滑脱不禁，封藏固摄失职，则泻下无度，泻下物清冷或黏液，臭味不甚，发为泄泻。妇人产育过多、力尽血枯、气虚下陷，或小儿久痢，或老年气血衰退，以及某些慢性疾病等，皆可导致中气不足、无以摄纳、肠虚滑脱，引起直肠脱垂；若伴有先天性静脉壁薄弱，加之久坐久蹲、负重远行、便秘努挣、妇女生育过多、腹腔癥瘕，致血行不畅、血液瘀积，兼以无力摄纳，则为内痔。

【治法与方药】

治疗肠虚滑脱所致的泄泻多采用收涩止泻、温补脾肾之法，予以四神丸、真人养脏汤加减治疗，常用药物有补骨脂、吴茱萸、肉豆蔻、白术、茯苓、五味子、肉桂、伏龙肝（灶心土）、诃子等药物。肠虚滑脱之直肠脱垂者，宜补气升提、收敛固涩，予以补中益气汤加减治疗，宜重用升麻、柴胡、党参、黄芪；腰酸耳鸣者，加山萸肉、覆盆子、诃子。肠虚滑脱之内痔者，宜补中益气、升阳举陷，予以补中益气汤加减治疗，常用药物有黄芪、人参、炙甘草、归身、陈皮、升麻、柴胡、白术等。

（二）西医认识

【概述】

中医对小肠的理解与西医类似。小肠最上端是幽门，与胃相接，下至回盲瓣与结肠比邻。小肠的经脉与心的经脉在功能上互相交汇。中医心是功能心的脏腑概念。中医的心主气血，推动血液支持体循环。通过血液循环影响全身各个系统的功能。依据对能量和血液活性调节物质的敏感性，依次为神经内分泌、造血、代谢等。小肠与心形成表里关系。小肠主要的功能是消化吸收，吸收机体必需的营养成分，将食物残渣和多余的水分传输给结肠。结肠的功能是传导和排泄这些废弃物。

中医所谓肠虚滑脱证是西医的慢性腹泻。表现为排便次数增多，严重者伴有肛门、直肠脱垂。

【与胃肠疾病的关系】

肠道分泌增多，运动和传导增快，吸收不良，表现为排便次数增多，粪便不成形或有稀便、失禁。中医肾的主要生理功能为藏精、主水和主纳气。西医对这些描述的理解就是经过水的排泄，保留人体所需的结构成分、营养成分、活性调节物质等，维持机体的体液平衡，维护血液循环及体内环境的平衡。另外，中医肾的藏精在功能上与西医的类固醇激素合成和代谢有关。众所周知，这些类固醇激素在维持生命、调节性功能，对机体发育、免疫调节、皮肤疾病治疗及生育控制方面有明确的作用。中医称其为“先天之本、生命之源”。上述功能失调，肠道吸收机体必需物质、排泄废弃物的生理功能就会受到影响。深层次的病理生理学机制，涉及电解质代谢紊乱、血浆渗透压改变、肠黏膜通透性改变，甚至肠黏膜组织结构的改变等。换言之，肠黏膜分泌增多、电解质代谢紊乱及其他生物活性物质丢失，亦会影响中医肾功能。肠黏膜分泌增加，肠运动过速，肠内容物停留时间缩短，肠道微生态的改变等，导致粪便稀薄，臭味不明显。多次分娩的妇女，盆腔脏器下垂。儿童长期痢疾性腹泻、老年人身体素质低下，以及慢性疾病患者有直肠脱垂。由于排便次数增多，如有排便费力、动作不协调或炎症反应等会伴发内痔。

【治法与方药】

中医对于本证的治则为收涩止泻、温补脾肾。西医多应用改善消化吸收药物（消化酶制剂）、减少黏膜分泌药物（抗胆碱药、小剂量奥曲肽）、肠道平滑肌解痉药（钙通道阻滞药）、微生态制剂、促黏膜修复药（谷氨酰胺等）及非特异性抗炎药物（如

5- 氨基水杨酸类药物、非选择性 COX 抑制药，甚至小剂量糖皮质激素等），以及补充机体所必需的营养成分（维生素、微量元素）等。

五、大肠虚寒证

（一）中医认识

【概述】

大肠虚寒，又称肠虚滑脱证，为大肠阳气虚衰不能固摄所表现的证候。多因素体阳虚，或过食生冷食物，久病伤阳，久泻久痢，使大肠传导失常所致。临床表现为下利无度，完谷不化，粪便色淡不臭，或大便失禁，甚则脱肛、肠鸣、腹痛隐隐、喜热喜按、四肢不温、舌淡苔白滑、脉沉弱。大肠虚寒证以大便滑泄不禁为特征，多兼脾、肾阳虚的表现。大肠阳气虚衰，固摄失司，门户失控，因而下利无度，甚则大便失禁或脱肛。阳虚阴盛，寒从内生，寒凝气滞，见腹部隐痛、喜温喜按，舌淡苔白滑，脉沉弱，均为阳虚阴盛之象。

【与脾胃病证的关系】

大肠阳虚阴盛，传导失利，不能固摄，表现为大便滑脱失禁。或肾阳虚衰，气化无权，封藏失司，不能固摄，则肠虚滑泄，阳气衰惫。久泻而致滑脱不禁，封藏固摄失职，则泻下无度，泻下物清冷或黏液，臭味不甚，发为泄泻。素体脾阳亏虚，虚寒中生，渐致气血生成不足，不能温养；后久病肾阳不足，相火失于温煦，脏腑虚寒，失于温养，发为腹痛。《诸病源候论》“腹痛病诸候”篇曰：“久腹痛者，脏腑虚而有寒，客于腹内，连滞不歇，发作有时，发则肠鸣而腹绞痛，谓之寒中”。阴寒内盛，日久伤阳，肠道失于温煦，而成阳虚便秘。《黄帝内经·素问》“脏气法时论”篇曰：“脾病者……虚则腹满肠鸣”。脾胃虚寒，化源不足，累及肾阳，关门不固，下痢滑脱不禁，迁延不愈，或湿热痢过服寒凉之品，损伤中阳而致脾肾阳虚，阴邪独盛，气分大伤，可致久痢。

【治法与方药】

肠虚滑脱所致的泄泻，多用收涩止泻、温补脾肾之法，可予以四神丸、真人养脏汤加减治疗，常用药物有补骨脂、吴茱萸、肉豆蔻、白术、茯苓、五味子、肉桂、灶心土、诃子；肾阳不足，相火失于温煦，脏腑虚寒，失于温养，发为腹痛者，当温中补虚、缓急止痛，予以小建中汤加减，常用药物有桂枝、生姜、芍药、炙甘草、饴糖、大枣、党参、白术；阴寒凝滞，阳气虚衰，肠道失于温煦，而致便秘者，当温阳通便，予以济川煎加减治疗，常用药物有当归、牛膝、肉苁蓉、泽泻、升麻、枳壳、附子、火麻仁；若脾肾阳虚，阴邪独盛，气分大伤，可致久痢，治宜温阳祛寒、健脾益肾，予以附子理中丸合桃花汤加减治疗，常用药物有附子、干姜、人参、赤石脂、白术、粳米。

（二）西医认识

【概述】

小肠自幽门与胃相接，经回盲瓣与结肠比邻。中医小肠与中医心功能上相表里。小肠主要的功能是接受胃的食糜，将其消化吸收。吸收其中的营养成分，将未被消化的食物残渣和多余的水分传输给结肠并排出体外。小肠功能紊乱会引发腹胀、腹痛、呕吐、稀溏等临床表现。结肠疾病会引起功能失调，表现为腹泻或便秘。

中医大肠虚寒，又称肠虚滑脱证，为大肠阳气虚衰不能固摄所表现的证候。西医理解，为体质较弱、久病腹泻的患者过多生冷饮食或易受湿冷环境影响。临床表现为粪便不成形，甚至水样便。粪便中有未被消化的食物残渣。粪便气味淡、无腥臭，或大便失禁、脱肛、肠鸣、腹隐痛、喜热喜按，四肢末梢循环不佳，舌苔白淡，中医脉象沉弱。

【与胃肠疾病的关系】

本证临床表现为慢性腹泻，大便不成形，甚至水样便，便内见未被消化的食物残渣，排便次数增多，甚至排便失禁。可伴有直肠黏膜脱垂、痔疮，腹部症状如腹部隐痛、腹鸣、畏寒、喜按等。可伴有营养不良、维生素和微量元素缺乏症等。

【治法与方药】

中医对于本证的治则为收涩止泻、温补脾肾。西医多用改善消化吸收药物（消化酶制剂）、减少黏膜分泌（药物抗胆碱药、小剂量奥曲肽）、肠道平滑肌解痉药（钙通道阻滞药）、微生态制剂、促黏膜修复药（谷氨酰胺等）及非特异性抗炎药物（如5- 氨基水杨酸类药物、非选择性 COX 抑制药，甚至小剂量糖皮质激素等），以及补充机体所必需的营养成分（维生素、微量元素）等。

第二章　心小肠系统

一、心火亢盛证

（一）中医认识

【概述】

心火亢盛又称心火上炎证。心火亢盛证是心火内炽所表现的证候，可因情志之火内发，或因六淫内郁化火，或过食辛热、过服温补而致。心火亢盛对心的生理功能的主要影响有以下3个方面。①躁扰心神：阳气主动、主升。心火亢盛，则神明被扰而躁动不安，从而使情志过于兴奋而难以抑制，可见心悸、心烦、失眠、多梦，甚则狂言昏乱等表现。②影响心主血脉的功能：心火亢盛则血热而脉流薄疾，可见心悸、脉数，甚至可导致血热妄行，而见各种出血表现。③心火上炎：火性炎上，心开窍于舌，心火循经上炎，可出现口舌糜烂、舌尖碎痛、口鼻干燥等表现。临床主要表现为面赤、口渴喜饮、心中烦热、失眠、溲黄便赤、口舌生疮或腐烂肿痛、舌尖红绛、脉数，或吐血、衄血、尿血，或谵语狂躁，或见肌肤疮疡。

【与脾胃病证的关系】

舌为心之苗，心属火，心火上炎，则易生口疮，表现为舌尖红赤，口腔或舌面出现疱疹、溃疡、糜烂，疼痛烦躁。

【治法与方药】

心火上炎导致的口疮，治疗宜清心凉血、泻火解毒，予以泻心导赤散加减治疗，常用药物为黄连、生地黄、竹叶、通草、甘草。

（二）西医认识

【概述】

中医心火的概念是功能心所主的功能不协调增强的内涵。涵盖了西医解剖学上心脏和体循环系统，以及与此相联系的神经、造血及内分泌代谢功能的不协调增强。中医关于“心火亢盛”功能改变的认识有以下 3 个方面：①精神易激惹，情绪急躁。交感神经主导的功能亢进表现为心悸、心烦、失眠、多梦，严重者谵妄乱语、意识不清、思维混乱等；②快速性心律失常、血压升高、出血等；③免疫炎症反应亢进，自身免疫性炎症性疾病易发。如口腔溃疡，尤其是舌部位的溃疡，口鼻干燥、鼻衄等。另可有面部潮红、口渴、烦躁、燥热、失眠、小便黄赤、口舌溃疡或肿痛、呕血、谵语、狂躁，或见皮肤脓肿生疮等。

【与胃肠疾病的关系】

口腔溃疡，情绪急躁，或因影响进食行为，内脏神经系统功能紊乱引发胃肠道疾病。与此相关的西医常见胃肠道疾病有胃食管反流病、消化性溃疡、便秘等。

【治法与方药】

中医对于本证的治则为清心凉血、泻火解毒，西医常用的治疗方法为抑制炎症反应，抑制胃酸分泌，对抗多巴胺，应用去甲肾上腺素 α、β 受体阻滞药，镇静，抗焦虑等。

二、小肠气滞证

（一）中医认识

【概述】

小肠气滞证，又名肠道气滞证。肠道气机阻滞，出现腹部胀痛或窜痛、肠鸣矢气频作、脉弦等常见证候。多因感受寒邪、过食寒凉，或情志抑郁，致小肠气机阻滞而成。多引发寒疝、腹痛等。足厥阴肝经，络于阴器，上抵少腹，若寒邪侵犯厥阴肝经，肝气寒凝可导致小肠气滞，易发为小肠疝气。故有“诸疝皆归肝经”之说。

【与脾胃病证的关系】

小肠气滞证多因寒邪外侵，阴寒凝滞小肠，气机不畅所致。小肠气滞证为实证，病位在小肠，与肝经寒凝气滞有密切的关系。外感寒邪或过食生冷食物，侵袭腹部，收引凝滞，小肠气机阻塞不通，故腹痛、拘急。

【治法与方药】

外感寒邪或过食生冷食物，侵袭腹部，收引凝滞，小肠气机阻塞不通，故寒疝、腹痛。张景岳谓："治疝必先治气"，故治疝应理气疏肝、行气散寒，当理气散结，予以天台乌药散或橘核丸加减治疗，常用药物有木香、莱菔子、枳壳、陈皮、厚朴、乌药、砂仁、川楝子（与巴豆同炒）、延胡索、大腹皮。

（二）西医认识

【概述】

中医的小肠气滞证又名肠道气滞证。临床表现为腹胀、腹痛、游走性气胀、肠鸣、排气多、中医脉象弦等。常见病因为环境湿冷、生冷饮食、情绪低落等引起肠蠕动紊乱，肠内容物传输不畅，导致消化不良。腹壁肌肉发育不良会并发各种疝。中医认为足厥阴肝经功能受损，具体描述为足厥阴肝经起自大趾背毫毛部，向上沿着足背内侧、小腿内侧、膝腘内侧、大腿内侧环绕阴部，至小腹，在胃旁联络肝胆；再向上通过膈肌，分布于胁肋部，沿气管向上入喉，经眼球后上行，出于额部，与督脉交会于头顶。其支脉从肝分出，通过膈肌，向上流注于肺，接手太阴肺经。事实上，从西医解剖学理解，这条经络可能包括：①神经通路的功能联系，包括骶神经根 - 骶部内脏神经 - 腹腔内脏神经 - 颅内各层面神经联系 - 脑神经（面神经 - 三叉神经）之间神经通路的功能联系。这些影响或有直接的功能交汇，或因通路的比邻关系发生功能的互相影响。②后天感官条件反射、思维 / 意识认知、行为学因素等。③体液途径的活性调节物质变化，足厥阴肝经或是上述综合因素形成的功能调控单位。

【与胃肠疾病的关系】

小肠气滞证的西医病理生理学机制是小肠运动紊乱，导致消化不良和传输紊乱。中医学认为是实证，病位在小肠，与肝经寒凝气滞有密切的关系。西医理解，可能存在小肠调控机制（神经、体液）的紊乱，与精神神经因素、饮食因素等密切相关。多有腹部凝重感、紧缩感，腹痛、怕冷、拒按。

【治法与方药】

中医对本证的治则为理气疏肝，行气散寒。西医的经验治疗原则，除对于有适应证的疝进行外科修补外，还包括药物治疗、营养支持、改善体质、改善消化功能（如消化酶）及改善肠道环境。对于有适应证的患者实施适当的抗抑郁治疗。

第三章 肝胆系统

一、肝气郁结证

（一）中医认识

【概述】

肝在胁下，胆附于肝，肝胆通过经脉络属而互为表里。肝脉起于足大趾，上行环阴器，过少腹，挟胃，属肝络胆，贯膈布胁肋，连目系，上巅顶。肝主疏泄，其性刚强，喜条达而恶抑郁，凡精神情志之调节功能，与肝密切相关。

肝气郁结，又称肝气郁滞，简称肝郁。多由于精神刺激、情志抑郁不畅所致。亦可因罹患某种疾病，使津血流通不畅，形成瘀血痰湿，阻滞肝经，而致肝郁气滞。前者因气郁而致血瘀痰阻，后者因血瘀痰阻而成肝气阻痹，两者又常互相影响、互为因果。肝失疏泄，一般常呈胸闷不适，善太息，甚则气滞不通而胸胁、乳房、少腹、腰、骶胀痛或月经不调、痛经等症状；或情志不舒，抑郁寡欢；或对外界刺激不能控制和调节，以致气血失调，木失和柔，肝气上逆，甚至肝阳暴涨，引起暴怒、暴厥等强烈的情志反应。

【与脾胃病证的关系】

情志抑郁，或暴怒伤肝，肝失条达，疏泄不利，气阻络痹，而致胁痛。《金匮翼·胁痛统论》说："肝郁胁痛者，悲哀恼怒，郁伤肝气"。肝主疏泄，性喜条达，胃主和降，以降为顺。肝气郁结，横逆犯胃，致气机阻滞，胃失和降而为胃痛。肝主疏泄，脾主健运，《金匮要略》说："见肝之病，知肝传脾"。肝气郁结，失于条达，横逆犯脾克胃，导致中焦气机不利，发生痞满。肝失疏泄，气郁犯胃，日久化火，肝胃郁热，酸为肝木之味，肝木自甚，故为酸也，胃失和降，上逆而吐酸。肝胃郁热，气机不利，发为嘈杂。肝失条达，横逆犯胃，胃失和降，胃气上逆，发为嗳气及呕吐。肺主肃降，胃主和降，肺胃之气同主于降。肝气郁结，气逆上乘肺胃，导致肺失肃降，胃失和降，胃气上逆动膈而发生呃逆。情志怫郁，恼怒伤肝，木失条达，肝郁气滞，或肝气横逆，乘犯脾胃，以致脾胃不和，气机不畅，不通则痛，而致腹痛。肝气郁结，横逆犯脾，脾失健运，清浊相混，混杂而下成泄泻。《素问·五脏别论》说："六府者，传化物而不藏，故实而不能满也。所以然者，水谷入口，则胃实而肠虚，食下，则肠实而胃虚"。六腑是以传化饮食物为其生理特点，其以降为顺，以通为用。大肠为六腑之一，职司传送糟粕，以排出体外。若情志失和，肝气郁结，气机郁滞，不能宣达，通降失常，大肠传导失职，糟粕内停，不得下行，因而大便秘结，发生便秘。忧思伤脾，脾之运化失常，津液运行不畅，聚而成痰。郁怒则伤肝，肝失疏泄，肝郁气滞，及至气郁而化火，灼津而为痰。《杂病源流犀烛·心病源流》说："总之七情之由作心痛，七情调节可致气血耗逆，心脉失畅，痹阻不通而发心痛"。气滞或痰阻，均可导致血行失畅，脉络不利，心脉痹阻，发为胸痹。肝气郁结，横逆乘土，可出现肝气郁结之郁证；久郁伤脾，脾失健运，可出现痰气郁结之郁证。

【治法与方药】

肝气郁结，气机不畅，气阻络痹，导致胁痛，当疏肝理气止痛，予以柴胡疏肝散治疗；肝气郁结，横逆犯胃，胃失和降，而致胃痛，当疏肝和胃、理气止痛，予以柴胡疏肝散治疗，常用药物有柴胡、枳壳、芍药、陈皮、香附、川芎、广郁金、川楝子、延胡索、甘草；肝气郁结，横逆克脾犯胃，中焦气机不利，出现痞满，当疏肝解郁、理气消痞，予以四逆散合越鞠保和丸治疗，常用药物有柴胡、枳壳、芍药、香附、川芎、陈皮、半夏、茯苓、连翘、焦三仙、莱菔子、甘草；肝气郁结，气郁犯胃，肝胃郁热，胃气上逆而吐酸，当泄肝和胃，予以加味左金丸治疗，常用药物有黄连、吴茱萸、煅瓦楞子、乌贼骨、浙贝母、甘草等；肝胃郁热，气机不利，发为嘈杂，当清热和中，予以黄连温胆汤治疗，常用药物有黄连、吴茱萸、陈皮、半夏、茯苓、枳实、竹茹、甘草；肝失条达，横逆犯胃，胃失和降，胃气上逆，发为嗳气及呕吐，当疏肝理气、和胃止呕，予以半夏厚朴汤合左金丸治疗，常用药物有黄连、吴茱萸、姜半夏、厚朴、苏叶、陈皮、茯苓、枳实、竹茹、甘草；肝气郁结，肝气逆乘肺胃，胃气上逆动而发生呃逆，当理气降逆止呃，予以旋覆代赭汤治疗，常用药物有旋覆花、广郁金、代赭石、党参、陈皮、半夏、茯苓、甘草；肝郁气滞，乘犯脾胃，气机不畅，不通则痛，而致腹痛，当疏肝解郁、理气止痛，予以柴胡疏肝散治疗，常用药物有柴胡、枳壳、芍药、陈皮、香附、川芎、广郁金、川楝子、延胡索、乌药、木香、槟榔、甘草；肝气郁结，横逆犯脾，脾失健运，而成泄泻，当抑肝扶脾，予以痛泻要方治疗，常用药物有炒芍药、陈皮、炒白术、防风、木香、砂仁、炒扁豆、淮山药、薏苡仁、桔梗、甘草；肝气郁结，气机郁滞，通降失常，大肠传导失职，发生便秘，当顺气导滞，降逆通便予以六磨汤治疗，常用药物有枳实、厚朴、槟榔、乌药、木香、沉香、大黄、全栝楼。脾失健运，聚湿成痰，肝郁气滞，郁而化火，灼津成痰，血脉瘀滞，或痰瘀交阻，痹阻心胸而致胸痹，当疏肝理气、活血通络，予以柴胡疏肝散治疗，常用药物有柴胡、枳壳、芍药、陈皮、香附、川芎、广郁金、川楝子、延胡索、甘草；肝气郁结，脾胃失和，发为郁证，当疏肝解郁、理气畅中，予以柴胡疏肝散治疗，常用药物有柴胡、枳壳、芍药、陈皮、香附、川芎、广郁金、川楝子、延胡索、甘草；肝郁不解，痰气郁结，所致郁证，当行气开郁、化痰散结，予以半夏厚朴汤治疗，常用药物有半夏、厚朴、紫苏、茯苓、生姜。

（二）西医认识

【概述】

解剖学上，肝位于右上腹部横膈下，胆附在肝的下方。中医脏腑功能上存在内在脉络联系，互为表里关系。肝经起自大趾背，向上经大腿内侧环绕阴部，经过小腹、在胃旁联络肝胆；再向上通过膈肌，分布于胁肋部，沿气管、喉、眼后致头顶。肝主疏泄，西医解读，中医肝的功能是掌管精神情绪，愉快、乐观、豁达的精神和情绪对肝功能行使有利，而抑郁、压抑、苦闷、忧愁的情绪会对肝功能有影响。西医与精神和情绪反应相关的因素均与中医的肝脏辨证有关。

中医的肝气郁结，又称肝气郁滞，简称肝郁。精神应激、情绪低落、压抑等均为其致病因素。掌管精神、情绪和情感反应的大脑皮质区域包括额叶、扣带回、岛叶、海马结构等（即大脑边缘系统中的皮质区域）。这些皮质区域的功能下降，会通过影响神经通路、内分泌、免疫炎症反应等机制，引发全身各系统的功能异常，甚至与炎症反应、修复、发育异常所致的结构缺陷，功能性和器质性的改变互为因果，出现相应的疾病和临床表现。肝失疏泄的常见临床表现有胸闷不适、叹气、胸痛、乳房痛、下腹部不适、腰背痛，下腹、阴部及骶部坠胀，月经不调或痛经等症状。精神动力低下，抑郁寡欢，缺乏情趣，应对精神应激和适应环境改变的能力下降，也有容易激动，性情暴躁、易怒等反应。

事实上，肠（包括肠道微生态）-肝-脑（中枢神经系统的功能）整体消化医学的研究进展为上述理论解释展示了越来越多的细节。机体持久的、不同程度的慢性炎症产物（包括代谢产物、炎症介质、神经递质及肽类激素等），充当了这一多方向复杂调控网络的活性调控物质基础。由于整个体系过于复杂，精准药物研发路途漫漫，基于数千年临床积累证明有效的多靶点中药（特别是组方），依旧是伟大的治疗学宝库。

【与胃肠疾病的关系】

肝气郁滞，精神情绪低落，精神情绪低下，抑制性情绪反应，往往伴有胃肠道运动、分泌和感觉功能的降低。食管体部平滑肌蠕动缺乏、收缩无力，食管下括约肌失弛缓，胃底承纳性舒张顺应性下降，胃体和胃窦收缩无力，十二指肠壁运动缺乏，Oddi 括约肌开放不良，肠道蠕动减少，胃酸和胃肠黏膜分泌减少，临床常见贲门失弛缓、消化不良（餐后不适综合征居多）、十二指肠淤滞、胆道排泄不畅、复发性胰腺炎、便秘等。临床常见症状为恶心、呕吐、食欲减退、早饱、餐后饱胀、吞咽不适、硬便、便意缺乏等。

肝气阻痹、情绪激惹、易怒者，常有食管体部收缩增加、食管下括约肌关闭不佳，十二指肠蠕动增加，Oddi 括约肌过多开放，肠蠕动增多，磨损和胃肠道黏膜分泌增加等病理生理改变。通常表现为胃食管反流，胆汁反流，肠内容物的胆道反流，胆道慢性炎症改变，腹鸣、腹泻等。

不典型的肝失疏泄可有上述疾病或临床表现，或呈现交织而复杂的疾病状态。

【治法和方药】

中医治法为疏肝解郁、理气止痛、和胃降逆，以及针对病因的清热化湿、理气扶正等。西医则依据对感染、精神心理病因，以及胃肠道动力紊乱和内脏高敏感性等病理生理学机制进行治疗。治疗药物包括应用抑制胃酸分泌药、促胃肠动力药、黏膜保护药、抗生素、肠道微生态制剂、抗炎药物，以及抗抑郁、抗焦虑药物等。

二、肝火上炎证

（一）中医认识

【概述】

肝与胆相表里，其充在筋，其华在爪，在窍为目。《类经·

针刺》有云："肝木旺于东方而主生发"，肝的生理功能为：①主疏泄，其喜条达而恶抑郁，体阴而用阳。其疏泄太过，即形成肝火证，火性炎上，故可见头胀头痛、目赤面红、急躁易怒、耳鸣、暴聋等头面火热证候；其疏泄不及，则肝气郁结，久则化火，肝火循经上扰，则亦出现肝火上炎等症候。②肝藏血，肝血不足，则易虚火内生，形成肝火上炎证。

肝火主要有 3 种：①肝之实火，多因阳盛有余、热极化火，或情志过激、怒动气火，或多食辛辣酒热之品、蕴热化火，或外感病邪郁滞、生热化火等，导致肝火亢盛。正如《素问·生气通天论》所说："阳气者，大怒则形气绝，而血菀于上，使人薄厥"。②肝之郁火，多因情志抑郁，气机郁滞，肝之疏泄失职，因肝为厥阴，内寄相火，相火不能布散而郁于内所致。③肝之虚火，多因素体阴虚，或肝血不足、伤及肝阴，或热病伤阴，或久病耗阴，或肝郁化火伤阴，或肾阴不足、累及肝阴等，均可导致肝肾阴虚，水不涵木，阴不敛阳，肝阴化火，亢逆而上。正如《血证论·阴阳气血水火论》所说："火为阳而生血为阴，即赖阴血以养火，故火不炎；而血液下注，内藏于肝，寄居血海……故血盛不烈，如或血虚，则肝失所养，木旺而愈动火，火旺而益伤血，是血病即火病也"。换言之，肝之虚火，非火之真盛，实为水之不足，阴血亏虚，即阴虚则火盛。因此，肝之实火、郁火、虚火在发病过程中均有火热内盛的病理变化，但引起火热内盛的病理机制却不同。

【与脾胃病证的关系】

肝经布胸胁，肝火沿经上炎，则灼伤经脉，发为胁痛。《证因脉治·胁痛论》曰："内伤胁痛之因……或恼怒郁结，肝火攻冲……皆成胁肋之痛矣"。肝火伐胃，肝为起病之源，胃为传病之所，肝木火旺，易犯胃土，胃气受伤，其气上逆，则发为呕吐、吞酸；肝藏血，心生血，两者配合，则人的血液化生、储运、调节、运行正常。肝藏魂，心藏神，两者与人体精神活动密切相关，肝火旺盛，常可导致心火旺，常发为不寐。肝火动血，肝藏血，具有贮藏血液和调节血量的作用。若肝火亢盛，则使肝之藏血和调节血量的功能失常，以致血液妄行，出现吐血、衄血或耳鸣、耳聋。肝气郁滞，日久化火，横逆犯胃，发为郁证、胸痹。

【治法与方药】

肝火沿经上炎，灼伤经脉则致胁痛者，当疏肝气、清肝火，予以丹栀逍遥散治疗，常用药物有牡丹皮、栀子、柴胡、白芍、枳壳、当归、茯苓、白术、枣仁、广郁金、夜交藤、薄荷（后下）、炙甘草；肝木火旺，易犯胃土，胃气受伤，其气上逆，则发为呕吐、吞酸，当清肝和胃，予以加味左金丸治疗，常用药物有黄连、吴茱萸、煅瓦楞子、乌贼骨、浙贝母、甘草等；恼怒伤肝，肝失调达，气郁化火，上扰心神，则发为不寐，宜疏肝泻热、佐以安神，予以龙胆泻肝汤治疗，常用药物有龙胆草、栀子、黄芩、柴胡、车前子、泽泻、当归、生地黄、甘草等；气郁化火，或暴怒伤肝，肝火横逆犯胃，损伤胃络，则发为吐血、鼻衄或耳鸣、耳聋，当清肝泻火、凉血止血，予以龙胆泻肝汤治疗，常用药物有龙胆草、栀子、黄芩、柴胡、木通、车前子、泽泻、当归、生地黄、甘草；肝郁化火，横逆犯胃，发为火郁、胸痹之证，当疏肝解郁、清肝泻火，予以丹栀逍遥散治疗，常用药物有牡丹皮、栀子、柴胡、白芍、枳壳、当归、茯苓、白术、枣仁、广郁金、首乌藤、薄荷（后下）、炙甘草。

（二）西医认识

【概述】

中医学认为，肝的生理功能为：①主疏泄，即西医范畴中的精神心理、情绪反应，以及与此相关的神经调控功能体系。愉快、乐观、豁达的精神和情绪对于肝功能行使有利，而抑郁、压抑、苦闷、忧愁的精神和情绪反应对肝功能有害。肝疏泄不当，会有过度的精神心理和情绪反应，如易怒、暴躁；或是情绪压抑，精神动力低下，忧愁、苦闷，或者交织呈现。②主藏血，中医所谓“肝血不足，虚火内生”所致的肝火上炎证，西医可诠释为承受心理应激的能力不足，心理冲突往往引发神经通路功能调控、神经内分泌 - 免疫网络等紊乱。

中医肝火上炎表现为肝实火、肝郁火和肝虚火 3 种形式。西医学认为其病理生理学机制为：①激惹情绪相关的心身疾病状态。此类患者表现为焦虑急躁的性格特征，急躁易怒、情绪易激惹。大脑情绪反应中枢（额叶、扣带回、海马、岛叶、杏仁核等）功能状态兴奋程度持续在较高水平，经由前文提及的神经通路（脊神经和自主神经系统），神经内分泌体液通路，认知及相关的行为学改变等多重机制，导致全身炎症反应系统处于高敏状态、交感神经高张力状态。一旦体内外刺激源（包括精神应激刺激）暴露，如过多食用辛辣食物或饮酒等，即引发机体过度反应和器官功能失调。②抑制性精神和情绪反应相关的心身疾病状态。此类患者应对应激的反应多为抑制性情绪表现。精神动力低下，情绪压抑低落，对事物缺乏兴趣，外周的免疫炎症反应及器官功能处于低水平状态。在此基础上，再次的精神心理应激或心身痛苦导致疾病恶化或精神崩溃。环境中的致病因素侵袭易引发明显的疾病状态。③慢性疾病或痛苦为始发病因，久之合并精神心理和情绪反应的异常。慢性疾病常为始发因素，迁延不愈的慢性炎症产生的炎症介质等经由体循环影响情绪反应中枢（额叶、扣带回、海马、岛叶、杏仁核等），引发小胶质细胞慢性炎症，神经元状态改变，导致精神心理和情绪反应紊乱。与中医辨证类似，尽管不同类型的肝火上炎证有类似的症状表现，但其病因和发病机制不同，治疗亦应有不同。

【与胃肠疾病的关系】

焦虑激惹的情绪反应常与消化道对有害刺激的痛苦体验增加、肠道功能（运动、分泌和感觉）不协调增强有关。表现为食管体部平滑肌蠕动收缩增加，无效吞咽增加，食管下括约肌不适当松弛增多，导致胃食管反流；胃酸和肠道黏膜分泌增多，易患消化性溃疡；肠道蠕动增多，易出现肠鸣腹泻，运动不协调，价值认知和行为学改变，亦可以有排便困难、便秘等。同时会伴有其他系统的功能不协调表现。临床表现为中医辨证描述的症状群：呕吐、吞酸，失眠、吐血、衄血或耳鸣、耳聋，胸痛、上腹痛、上腹灼热感等。

【治法与方药】

中医对于本证的治则是清肝泻火。西医是针对胃肠动力紊乱、胃酸相关问题及精神心理相关问题进行治疗。临床常用的药物有：①促胃肠动力药物。目前常用多巴胺 D_2 受体拮抗药，可以增加食管下括约肌张力，促进胃窦收缩、幽门开放，具有抗反流和止吐作用；5-HT$_4$受体激动药，可促进胃排空和肠平滑肌蠕动；钙通道阻断药，特别是局部释放剂型，可以减少肠腔阻力，提升通过效率。②抑制分泌的药物。包括质子泵抑制药和组胺H_2受体阻滞药，能够强有力地抑制胃酸分泌，病情严重时，可应用奥曲肽等生长抑素类药物强效抗分泌。③针对精神心理障碍，可用于该证的神经递质类药物主要是镇静、抗焦虑，以及具有抗焦虑作用的抗抑郁药物。可以根据患者的具体情况，个体化选择短期应用苯二氮䓬类药物、三环类抗抑郁药物、5-HT$_1$受体兴奋药、选择性5-HT再摄取抑制药（如帕罗西汀、氟伏沙明、西酞普兰或艾司西酞普兰）、去甲肾上腺素和5-HT再摄取抑制剂（如度洛西汀），小剂量米氮平亦有较好的疗效，也可以选用5-HT$_2$A受体拮抗药及5-HT再摄取抑制药；其他神经递质类药物，如非典型抗精神分裂药物也可以配合使用。

三、寒凝肝脉证

（一）中医认识

【概述】

肝在胁下，肝脉起于足大趾，上行环阴器，过少腹，挟胃，属肝络胆，贯膈布胁肋，连目系，上巅顶。肝体阴而用阳，其病理变化复杂多端，且易牵涉和影响其他脏腑，形成比较复杂的病理变化。

寒凝肝脉证是指寒邪凝滞肝脉所表现的证候。多因感受寒邪，凝滞肝脉而发病。肝脉上巅顶，风寒侵袭凝滞，可致头痛；肝脉绕阴器，抵少腹，寒凝经脉，气血凝滞，故见少腹牵引睾丸冷痛。寒则气血凝涩，热则气血通利，故疼痛遇寒加剧，得热则减。

【与脾胃病证的关系】

外感寒邪，凝滞肝脉，收引而痛，可致腹痛，《素问·举痛论》曰："寒气客于肠胃之间，膜原之下，血不得散，小络引急，故痛"。

【治法与方药】

寒凝肝脉，收引而痛，而致腹痛，当温经散寒，予以暖肝煎治疗，常用药物有肉桂、小茴香、茯苓、乌药、枸杞子、当归、沉香、生姜等。

（二）西医认识

【概述】

肝在肋骨下，肝脉起自足大趾，沿小腿、大腿内侧至会阴，环绕外生殖器，向上经过下腹部，挟胃联络肝胆贯穿横膈，向上至眼球后方，直至头顶。中医学认为，肝调控人体的阴阳，对应西医的神经内分泌系统和能量转换调控，对全身各个系统和器官均有复杂的影响。

中医的寒凝肝脉证突出特点是畏寒，包括四肢（尤其是下肢）和腹部（尤其下腹部和睾丸）对寒冷的刺激反应剧烈，引发疼痛，也可见头痛。

【与胃肠疾病的关系】

寒凝肝脉证的胃肠病表现就是西医临床所见的寒凉温度、生冷食物引发腹部不适的症状。大量基础和临床研究表明，脊髓背根神经 TRPV 受体家族的易化性改变与冷刺激激发胃肠道内脏高敏感有关。也支持中医功能肝与西医神经功能调控功能的对应性。

【治法与方药】

中医对于本证的治则为暖肝法。西医的治疗原则是去除病因（多为胃肠道黏膜慢性炎症和食物不耐受），有效的处置手段包括生活方式调整和药物治疗。在药物治疗方面，应用组胺 H_2 受体阻滞药、短暂使用抗生素及长期使用肠道益生菌等，可以得到良好的治疗效果。

四、肝胆湿热证

（一）中医认识

【概述】

肝胆湿热证，是指湿热蕴结肝胆所表现的证候。多由感受湿热之邪，或偏嗜肥甘厚腻，酿湿生热，或脾胃失健，湿邪内生，郁而化热，终致湿热蕴结肝胆所致。湿热蕴结肝胆，肝气失于疏泄，气滞血瘀，而致胁肋痛，或见痞块。肝失疏泄，脾胃运化失职，可兼见纳少、呕恶、腹胀。邪居少阳，枢机不利，可见寒热往来。肝脉绕阴器，湿热随经下注，则见阴部湿疹或睾丸肿胀热痛，在妇女则见带浊阴痒等。

【与脾胃病证的关系】

湿热蕴结，肝胆失疏，络脉失和，而致胁痛。《丹溪心法·疸》说："疸不用分其五，同是湿热"。暑湿当令、湿热偏盛，或饮食不节，脾胃损伤，运化失职，郁而化热，湿热蕴蒸，胆汁泛溢，发为黄疸。《圣济总录·黄疸门》说："大率多因酒食过度，水谷相并，积于脾胃，复为风湿相搏，热气郁蒸，所以发为黄疸"。湿热蕴脾，邪热郁蒸，迫津外泄，可致汗证。

【治法与方药】

湿热蕴结，肝胆失疏，不通则痛，导致胁痛者，当清肝泄热、化湿和营，予以龙胆泻肝汤治疗，常用药物有龙胆草、山栀、黄芩、川楝子、枳壳、延胡索、泽泻、车前子、通草、柴胡、当归、生地黄等。湿邪困脾，壅塞肝胆，疏泄失常，胆汁泛溢，发为黄疸，热重于湿者，当清热通腑、利湿退黄，予以茵陈蒿汤治疗，常用药物有茵陈蒿、栀子、大黄、黄柏、连翘、垂盆草、蒲公英、茯苓、滑石、车前草等；湿重于热者，当利湿化浊、清热运脾，予以茵陈五苓散合甘露消毒丹治疗，常用药物有茵陈、栀子、大黄、黄柏、连翘、垂盆草、蒲公英、茯苓、滑石、车前草等。胆腑郁热者，当疏肝泄热、利胆退黄，予以大柴胡汤治疗，常用药物有柴胡、黄芩、大黄、半夏、枳实、郁金、茵陈、栀子、白芍、甘草等。湿热郁蒸，迫津外泄，导致汗证，当清热化湿和营，予以龙胆泻肝汤治疗，常用药物有龙胆草、黄芩、栀子、柴胡、泽泻、车前子、当归、生地、糯稻根。

（二）西医认识

【概述】

肝位于肋骨下方，胆附在肝下面。肝胆有解剖和神经支配的联系，中医学的肝胆互为表里。中医肝功能对应西医的神经内分泌和代谢调控，其功能改变影响全身各系统。

肝胆湿热证的辨证特点，在西医中类似于系统（胃肠道、呼吸道等）慢性炎症，或因长期进食油腻食物，消化不良，肠道微生态中的微生物总量增加，不良代谢产物增加，门静脉引流的不良代谢产物、炎症介质等引发肝负担加重，导致代谢紊乱。肠固有神经功能紊乱，致胃肠动力紊乱和内脏高敏感等复杂病理生理学机制，出现上腹饱胀、食欲减退，恶心，呕吐，阴部湿热瘙痒，肛门异物感，排便不尽感等。

【与胃疾病的关系】

胃肠黏膜不同程度上持续存在的炎症，导致上腹痛、饱胀，或有胆道淤滞、黄疸。饮食不节制是常见病因，根据中医辨证的描述，西医从解剖学和生理学上理解，肝胆湿热证主要涉及胃 - 十二指肠 - 胆道的黏膜慢性炎症，以及胃 - 十二指肠 -Oddi括约肌功能紊乱。

【治法与方药】

中医对于本证的治则为清肝泄热、化湿和营。西医的治疗原则为：①治疗黏膜炎症，包括根除幽门螺杆菌、应用抑酸药物和中和胆汁酸药物等。②改善胃 - 十二指肠 -Oddi 括约肌的协调运动功能，包括减少过敏原食物摄入，治疗小肠细菌过度生长（如短期应用利福昔明、盐酸小檗碱、喹诺酮类或β-内酰胺类抗生素），应用组胺 H_2 受体阻滞剂药、非特异性抗炎药物（如 COX 抑制药、小剂量糖皮质激素或小剂量奥曲肽等，后两者用于有适应证的难治性疾病患者）。③饮食调整。随餐服用消化酶制剂或可有一定疗效。

五、肝血虚证

（一）中医认识

【概述】

肝主藏血，具有贮藏血液和调节血量的作用。肝血不足证是因肝血亏虚而相关组织器官失养所表现的症候。多因肾精亏虚，精不化血，或脾胃虚弱，化源不足，或因久病耗伤阴血或失血过多等原因导致。肝肾精血同源，肝血不足日久也可以导致肝肾阴虚。肝血虚以筋脉、爪甲、目睛失养为主要病证。

【与脾胃病证的关系】

久病体虚，劳欲过度，精血不足，肝肾不足，肝阴虚，肝络失养，则发为胁痛。《医学入门·火类·胁痛》曰：“虚者，肝血虚也，痛则悠悠不止……四物汤加柴胡……”。肝血不足，血不养心导致健忘、失眠、血虚发热。

【治法与方药】

肝血不足，肝络失养所致胁痛者，当滋阴养血、柔肝缓急，予以一贯煎加四物汤治疗，常用药物有生地黄、枸杞、黄精、沙参、麦冬、白芍、当归、甘草、延胡索、川楝子等；肝血不足，血不养心，发为健忘、失眠者，当养血安神，予以酸枣仁汤加减治疗，常用药物有当归、生地黄、白芍、何首乌、川芎、菊花、蔓荆子等。病久由实转虚，由轻转重，损及气血阴阳，可见心脾气血不足之发热者，当益气养血，予以归脾汤加减治疗，常用药物有黄芪、党参、茯苓、白术、甘草、当归、龙眼、酸枣仁、远志、木香等。

（二）西医认识

【概述】

肝主藏血，中医的血对应西医血液及体液调节系统。机体血液循环及体液环境中活性物质调节功能紊乱，其临床表现与中医的肝血虚证临床特征相似，临床特征与甲状腺功能减退症、贫血等内分泌和神经调控功能低下相似。

【与胃肠疾病的关系】

中医辨证为肝血虚证的患者，西医可观察到食欲减退、早饱、餐后饱胀、嗳气、胀气和便秘等。同时伴有精神差、情绪低落、失眠、健忘等。

【治法与方药】

中医对于本证的治则为滋阴养血，柔肝缓急。西医的治疗原则包括：①改善营养。②排查和治疗甲状腺功能减退症、贫血等内分泌紊乱病症。③胃肠道的治疗包括应用促胃肠动力药物、肠道微生态制剂、促分泌的消化酶制剂等。④对于精神心理和情绪紊乱表现，当消化专科治疗效果不理想时，合并使用抗抑郁药物。临床常用的改善精神动力、提升胃肠道功能状态的小剂量抗抑郁药物有：三环类抗抑郁药物、非典型抗精神分裂药物（如多巴胺 D_2 受体拮抗药）、选择性 5-HT 再摄取抑制药（如氟西汀、舍曲林、艾司西酞普兰），以及文拉法辛等。

六、肝阴不足证

（一）中医认识

【概述】

肝为风木之脏，体阴而用阳，阳常有余，阴常不足，其气易升易动。多由情志不畅，气郁化火，耗伤肝阴，或热病后期，灼伤阴液，以致肝失濡养，头目、筋脉失润，阴不制阳，虚热内扰。《素问·阴阳应象大论》有云："年过四十，而阴气自半"。故肝阴不足之证，老年人多发。

肝阴不足是指肝之阴液亏虚，阴不制阳，虚热内扰所表现的证候。一方面多因年老体虚之人所发，另一方面亦可由于情志不畅，气郁化火，耗伤肝阴，或肾阴不足，水不涵木，累及肝阴所致。前者久虚，肝肾同源，亦可致肾阴虚。肝阴虚，阴不制阳，虚热内生，也可引动肝风。

【与脾胃病证的关系】

《景岳全书·胁痛》曰："凡房劳过度，肾虚羸弱之人，多有胸胁间隐隐作痛，此肝肾精虚"。肝主疏泄，体阴而用阳，肝阴不足，肝络失养，发为胁痛；肝喜柔润而恶燥，润则肝体柔和，肝魂内藏，若外感湿热邪气，或情志不遂，气郁化火，肝阴被耗，或劳欲过度，阴精亏损，水不涵木，肝阴亏损，阴虚火旺，内扰神魂，神魂不安而病不寐。

【治法与方药】

肝阴不足，肝络失养，导致胁痛者，当养阴柔肝，予以一贯煎治疗，常用药物有生地黄、沙参、当归、枸杞、麦冬、川楝子等；肝肾阴虚，肝不藏魂，发为不寐者，当滋阴清热、养心安神，予以六子安魂汤治疗，常用药物有鳖甲、龟板、桑椹、枸杞子、女贞子、柏子仁、酸枣仁、何首乌、百合、五味子、郁金、知母、黄柏。

（二）西医认识

【概述】

中医功能肝在机体的调控作用对应西医的精神心理和神经内分泌调控机制。肝阴不足证与西医理解的下列病症类似：①经久不愈的慢性疾病，特别是身体的慢性炎症产物，经由外周神经将有害刺激传至颅内，经过复杂的直接或间接联系，致使精神心理和情绪中枢功能异常，出现以抑制性精神情绪反应为主要表现的中枢和外周神经、内分泌免疫等功能紊乱。②活性炎症分子产物经由体液途径，引发营养支持和调控神经元功能的胶质细胞（特别是小胶质细胞）炎症，影响控制精神心理和情绪反应的大脑边缘系统功能状态，出现抑制性精神反应，以及相关的外周神经、内分泌、免疫功能的紊乱。躯体各系统易发功能减退的疾病表现。久病、年老、体弱者常见。

其临床表现的主要特点有：①精神心理和神经调节方面，常见情绪低落、抑郁，偶有不稳定的焦虑、易怒，睡眠不佳，浅睡眠、易醒，偶有入睡困难。②躯体疾病方面，表现为系统功能减退，易发感染性炎症等。

【与胃肠疾病的关系】

上腹部隐痛、饱胀、嗳气、喜按，排便无力、不尽感。伴有情绪低落，失眠、浅睡、多梦等。

【治法与方药】

中医对于本证的治则是养阴柔肝。西医的治疗原则包括改善营养和治疗胃肠道炎症。治疗胃黏膜炎症的策略包括根除幽门螺杆菌和适当应用组胺 H_2 受体阻滞药。对于肠道炎症，针对性应用抗生素（如利福昔明、盐酸小檗碱、喹诺酮类或β-内酰胺类抗生素等）。益生菌治疗可能有效，疗程需要 6～10 周。对于精神心理和情绪紊乱表现当消化专科治疗效果不理想时，合并使用抗抑郁药物。抗抑郁药物一般采用小剂量，仔细斟酌其对于中枢和外周的作用，常用的抗抑郁焦虑药物有：三环类抗抑郁药物、选择性 5-HT 再摄取抑制药、去甲肾上腺素和 5-HT 再摄取抑制药（如文拉法辛和度洛西汀），以及米氮平等。

七、胆腑郁热证

（一）中医认识

【概述】

胆脉起于目外眦，上抵头角，下耳后，循颈，行手少阳之前，至肩上，却交出手少阳之后，入缺盆，属胆，络肝。胆主藏和排泄胆汁，胆汁横溢则口苦、黄疸；胆气不畅郁滞则胁肋疼痛，善太息；胆气郁结化火则恼怒。诸腑皆传秽浊，独胆无所传道，故曰清净，易生郁热。

胆腑郁热证是指湿热蕴结肝胆所表现的证候。多由感受湿热之邪，或偏嗜肥甘厚腻，酿湿生热，或脾胃失健，湿邪内生，郁而化热，终致湿热蕴结肝胆所致。湿热蕴结肝胆，胆汁外溢，可见黄疸。肝失疏泄，脾胃运化失职，可兼见纳差、呕恶、腹胀。邪居少阳，枢机不利，可见寒热往来。肝脉绕阴器，湿热随经下注，则见阴部湿疹或睾丸肿胀热痛，妇女则见带浊阴痒等。

【与脾胃病证的关系】

《丹溪心法·疸》曰："疸不用分其五，同是湿热"。暑湿当令、湿热偏盛，或饮食不节，脾胃损伤，运化失职，郁而化热，湿热蕴蒸，胆汁泛溢，发为黄疸、胆胀。《圣济总录·黄疸门》曰："大率多因酒食过度，水谷相并，积于脾胃，复为风湿相搏，热气郁蒸，所以发为黄疸"。

【治法与方药】

胆腑郁热发为黄疸、胆胀者，当疏肝泄热、利胆退黄，予以大柴胡汤治疗，常用药物有柴胡、黄芩、大黄、半夏、枳实、郁金、茵陈、栀子、白芍、甘草等。本方有疏肝利胆、通腑泄热的作用，适用于肝胆失和，胃腑结热之证。

（二）西医认识

【概述】

肝在肋骨下，肝脉起自足大趾，沿小腿、大腿内侧至会阴，环绕外生殖器，向上经过下腹部，挟胃，联络肝胆，贯穿横膈，向上至眼球后方，直至头顶。中医学认为肝调控人体的阴阳，对应西医的神经内分泌和能量转换调控，对全身各个系统和器官均有复杂的影响。中医胆脉起始于眼眶外缘，经耳前沿，向上至头角，而后下行，沿颈部，至肩，再入身体内部联络肝经。西医解剖学上，与脑神经的三叉神经、面神经，脊神经的颈丛神经、胸大神经，以及身体深部的内脏大神经有走行上的吻合。因此，在功能上应与脑神经、脊神经、自主神经所支配的躯体和内脏运动、分泌和感觉功能的调控有关。与中医肝经对应的西医神经功能管理相互补充、相互协调。肝在解剖特征上看可藏纳胆汁，胆道疾病患者往往有口苦、黄疸。中医胆对应的神经内分泌调控功能异常，会有精神和情绪抑制性表现，季肋部撑胀，大口叹气，易激惹，易发怒。中医肝功能调控的功能区域，常是与外界相通的区域。脏腑如鼻、口腔、咽喉、胃肠系统等皆是产生和传导糟粕之通道，唯有胆道应属无菌环境，其调理的功能区域通常包括五官（如眼、耳）、甲状腺、纵隔、肺、膈肌等。中医“胆”管理的区域易于影响机体内环境而产生相关区域的炎症。

中医认为，胆腑郁热证是指湿热蕴结肝胆所表现的证候。西医临床常见的以下症状与本证相似：过多食用油腻、甜腻的食物，或饮食不节制，过量饮食、饮酒，可出现腹胀、恶心、消化不良、粪便不成形、排便不畅。胃肠道负担加重，胆汁分泌增加，血检常有胆红素超标、γ-谷氨酰胺转肽酶升高、碱性磷酸酶升高等。肠道环境恶化，加重代谢性肝病（如脂肪肝）或原有慢性肝病。免疫力下降，泌尿系统、生殖系统感染等。也常见精神心理、情绪和认知的不同程度异常。

【与胃肠疾病的关系】

胆腑郁热证与西医肠道慢性炎症、胆道慢性炎症、代谢性肝损伤（如脂肪肝）的临床表现相吻合。中药的病理生理学机制是胃肠道（特别是肠道）环境恶化，门静脉引流的有害产物加重肝代谢和胆道排泄的负担。十二指肠-Oddi括约肌功能不协调、区域黏膜炎症、胰腺功能不全等在某些患者中也是重要的发病机制。

【治法与方药】

胆腑郁热发为黄疸、胆胀者，中医治则为疏肝泄热、利胆退黄。西医的主要治疗方法包括饮食指导、利胆、促胃肠动力、促消化、改善肠道环境等。常用的药物有熊去氧胆酸、消化酶、5-HT_4受体激动药、微生态制剂等。

第四章　脾 胃 系 统

一、胃火炽盛证

（一）西医认识

【概述】

胃上连食管，下通小肠，主受纳腐熟水谷，为水谷精微之仓、气血之海。胃以通降为顺，与脾相表里，脾胃常合称为后天之本。足阳明胃经起于鼻翼两侧，上行至鼻根部，与旁侧足太阳膀胱经交会，向下沿鼻的外侧，进入上齿龈内，复出绕过口角左右相交于颏唇沟，再向后沿着下颌出大迎穴，沿下颌角（颊车穴），上行耳前，经颧弓上行，沿着前发际到达前额。并有面部分支、缺盆部直行脉、胃下口分支、胫部分支及足背分支。

胃火炽盛证或称胃热证，是指胃火内炽所表现的证候。多因平素嗜食辛辣肥腻，化热生火，或情志不遂，气郁化火，或热邪内犯等所致。本证以胃病常见症状和热象共见为辨证要点。热炽胃中，胃脘灼痛，或渴喜冷饮、消谷善饥，或胃火循经上熏，出现牙龈肿痛、口臭、齿衄。热盛伤津，可见大便秘结，小便短赤。

【与脾胃病证的关系】

胃火炽盛，火气上冲，可见呃逆，《景岳全书·呃逆》说："皆其胃中有火，所以上冲为呃"。《济生方·血病门》说："夫血之妄行也，未有不因热之所发，盖血得热而淖溢，血气俱热，血随气上，乃吐衄也"。胃火炽盛，热迫血溢，可发为吐血、衄血。阳明胃热腑实，热盛津伤，筋脉失养，发为痉证。

【治法与方药】

胃火炽盛，火气上冲，导致呃逆者，当清胃泄热、降逆止呃，予以竹叶石膏汤治疗，常用药物有竹叶、生石膏、沙参、麦冬、半夏、粳米、甘草、竹茹、柿蒂。胃火炽盛，热迫血溢，发生吐血者，当清胃泻火、化瘀止血，予以泻心汤合十灰散治疗，常用药物有藿香、紫苏、白芷、大腹皮、厚朴、半夏、陈皮、白术、茯苓、生姜、黄芩、黄连、大黄、牡丹皮、栀子、大小蓟、侧柏叶、茜草、白茅根、棕榈炭。胃火内炽上炎，迫血妄行，发为鼻衄者，当清胃泻火、凉血止血，予以玉女煎加减治疗，常用药物有石膏、知母、地黄、麦冬、牛膝、大蓟、小蓟、白茅根、藕节等；发为齿衄者，予以加味清胃散合泻心汤加减治疗，常用药物有生地黄、牡丹皮、水牛角、大黄、黄连、黄芩、连翘、当归、甘草、白茅根、大蓟、小蓟、藕节等。胃热腑实，阴液耗散，发为痉证者，当清泄胃热、增液止痉，予以白虎汤合增液承气汤加减治疗，常用药物有生石膏、知母、玄参、生地黄、麦冬、大黄、芒硝、粳米、甘草等。

（二）西医认识

【概述】

胃上接食管，下通向小肠。中医胃的功能是受纳机体经口摄入的食物，贮存食糜，吸收存储调理气血的精华。中医的“气”和“血”，对应西医人体器官的功能调控系统。中医胃主管胃肠道的传输，中医脾则包括整个消化系统的功能。胃与脾在功能上相表里。胃肠道是“后天之本”，人体生命活动所需的绝大多数物质均通过胃肠道从外界获取。足阳明胃经起自鼻翼两侧，上行支沿三叉神经上颌支，与面神经管理的区域有渗透，下行支与臂丛神经炎、胸腹段脊神经、股神经归属的腰骶段脊神经管理的区域吻合。

中医胃火证或胃热证，常由食用辛辣油腻食物引发，或有精神心理和情绪因素参与。临床表现多为上腹灼热感、上腹痛，口干、口苦；或伴有牙龈肿痛、口臭、牙齿出血，大便干硬，小便黄赤等。

【与胃肠疾病的关系】

呃逆、呕血、黑粪等。西医多对应有胃食管反流、消化性溃疡或胃酸相关问题。

【治法与方药】

中医对于本证的治则为清胃泄热、降逆止呃。西医有效的治疗策略包括：①抑制胃酸分泌（如应用质子泵抑制药、组胺H_2受体拮抗药）。②中和胃酸及反流物，应用促胃肠动力药物（如多巴胺D_2受体阻滞药、5-HT_4受体兴奋药等），可短期按需服用黏膜刺激性泻药以促进胃肠动力和促进排便；利胆药物刺激胆汁酸和胆盐的分泌，后者刺激肠道运动，对本证有治疗作用。③精神心理因素或合并精神心理异常表现及难治性病例，可同时进行抗焦虑抑郁治疗（抗焦虑镇静治疗的疗效确切）。可以个体化选择应用三环类抗抑郁药、非典型抗精神分裂药（多巴胺 D_2 受体阻滞药）、选择性 5-HT 再摄取抑制药、去甲肾上腺素和 5-HT 再摄取抑制药等。

二、寒滞胃腑证

（一）中医认识

【概述】

寒滞胃腑证是由于寒邪犯胃、阴寒凝滞，以胃脘部冷痛为主要表现的实寒证候，或称寒滞胃脘证，简称胃寒证。多因过食生冷食物或胃脘受冷所致。本证以胃脘冷痛及实寒证为审证要点。寒邪在胃，胃阳被困，而胃脘冷痛。或精微不得温化，致水液内停而为水饮，饮停于胃，振之可闻胃部漉漉水声。

【与脾胃病证的关系】

寒滞胃腑，阳气被遏，气机阻滞，不通则痛，可见胃痛，正如《素问·举痛论篇》所说："寒气客于肠胃之间，膜原之下，血不得散，小络急引，故痛"。寒邪犯胃，中焦气滞，浊气上逆，可见呕吐；寒滞胃腑，气机不利，胃气上逆，可见呃逆。寒滞胃腑，中阳被遏，脾失健运，水饮停积，可发为痰饮。

【治法与方药】

寒滞胃腑，阳气被遏，气机阻滞，不通则痛，导致胃痛者，当温胃散寒、行气止痛，予以香苏散合良附丸治疗，常用药物有紫苏梗、紫苏叶、香附、陈皮、高良姜、吴茱萸、木香、乌药；寒邪犯胃，中焦气滞，浊气上逆，而见呕吐者，当疏邪解表、化浊和中，予以藿香正气散治疗，常用药物有藿香、紫苏、白芷、大腹皮、厚朴、半夏、陈皮、白术、茯苓、生姜；寒滞胃腑，气机不利，胃气上逆，导致呃逆者，当温中散寒、降逆止呃，予以丁香散治疗，常用药物有丁香、柿蒂、高良姜、干姜、荜茇、香附、陈皮；寒滞胃腑，水饮停积，发为痰饮者，当温阳化饮，予以苓桂术甘汤合小半夏加茯苓汤治疗，常用药物有茯苓、桂枝、白术、甘草、半夏、生姜。

（二）西医认识

【概述】

中医的寒滞胃腑证，西医对应为上腹部畏寒，上腹痛。多食生冷食物是常见病因，低温刺激导致内脏高敏感。可能伴有胃排空不良，常有振水音，喜暖喜按。西医基础研究显示，低温食物或低温环境促发内脏敏感与慢性冷刺激有关，主要经由TRPV受体家族神经反射通路引发冷敏感反应（在内脏神经为迷走-迷走反射、脊神经涉及上消化道交感神经分布区域的脊神经上行感知通路）。

【与胃肠疾病的关系】

临床特征包括对低温食物和环境敏感，易出现畏寒、上腹痛、恶心、呕吐、大便艰涩等。

【治法与方药】

中医对本证的治则为温胃散寒、行气止痛。西医的治疗原则为：①协调胃肠运动。调节胃肠运动的药物宜采取个体化方案，较有效的药物包括多巴胺 D_2 受体拮抗、肠道局部释放的钙通道拮抗药、5-HT_4 受体兴奋药等。②消除胃肠道黏膜炎症。对于上消化道宜采用组胺 H_2 受体阻滞药；对于肠道病症可短期使用抗生素（3～5 天为宜）、微生态制剂等。③改善消化效率，随餐添加消化酶制剂已有疗效增益。④改善远端肠道理化环境和微生态环境。⑤调整饮食，尽量避免食用低温食物、成分不耐受食物（如奶制品和苹果等富含果糖的食品）。⑥对于合并精神心理因素及难治性病例，配合使用小剂量（通常是精神心理专科常规剂量的 1/3～1/2）三环类药物和选择性 5-HT 再摄取抑制药等通常疗效甚佳。

三、食滞胃脘证

（一）中医认识

【概述】

食滞胃脘证，是指食物停滞胃脘不能腐熟所表现的证候。多由饮食不节，暴饮暴食，或脾胃素弱，运化失健等因素引起。本证以胃脘胀闷疼痛，嗳腐吞酸为辨证要点。食停胃脘，胃气郁滞，脘部胀闷疼痛，或嗳气吞酸或呕吐酸腐食物，食浊下移，积于肠道，可矢气频频，臭如败卵，泻下物酸腐臭秽。

【与脾胃病证的关系】

《素问·痹论篇》说："饮食自倍，肠胃乃伤"。食滞胃脘，致使胃气失和，胃中气机阻滞，不通则痛，可见胃痛；食滞胃脘，胃腑失和，气机壅塞，而成痞满；食滞胃脘，气机受阻，浊气上逆，可见呕吐。如过食油腻厚味，或强进饮食，临卧多食或误食变质不洁食物，致食积停滞，郁积胃腑，气机壅塞，痞满腹胀，引起腹痛。食滞胃脘，积于肠道，阻滞肠胃，传化失司，而致泄泻。《景岳全书·痢疾论》说："饮食之滞，留蓄于中，或结聚成块，或胀满硬痛，不化不行，有所阻隔，乃为之积"。饮食不慎，脾胃受损，运化失常，食滞、虫积、痰凝，则为聚证，日久成积。

【治法与方药】

食滞胃脘，不通则痛，导致胃痛者，当消食导滞、和胃止痛；气机壅塞，而成痞满者，当消食和胃、行气消痞；气机受阻，浊气上逆，而见呕吐者，当消食化滞、和胃降逆，予以保和丸治疗，常用药物有半夏、陈皮、神曲、山楂、茯苓、连翘、莱菔子。如过食或强进饮食，临卧多食或误食变质不洁食物，致食积停滞，气机壅塞，痞满腹胀，引起腹痛者，当消食导滞、行气止痛，予以香砂平胃散加减治疗，常用药物有苍术、陈皮、厚朴、砂仁、香附、枳壳、山楂、神曲、麦芽、白芍、甘草等。食积内停，肠胃阻滞，传化失司，可见泄泻者，当消食导滞、和中止泻，予以保和丸加减治疗，重者用枳实导滞丸加减治疗，常用药物有神曲、山楂、莱菔子、半夏、陈皮、茯苓、连翘、谷芽、麦芽、大黄、枳实等。食滞虫积痰凝，气聚不散，结为聚证者，当理气化痰、导滞散结，予以六磨汤或平胃散加减治疗，常用药物有大黄、槟榔、枳实、沉香、木香、乌药、苍术、厚朴、陈皮、甘草等。

（二）西医认识

【概述】

中医的食滞胃脘证，西医观察到的临床表现为腹饱胀、嗳气（酸腐气味重）、反酸、消化不良、排气多、稀便伴恶臭等。

【与胃肠疾病的关系】

本证在西医范畴的特征为：常见病因有饮食不节制、进食过多，或因胃 - 十二指肠结构的问题（如近端胃部分切除、幽门不完全梗阻，以及各种原因所致的十二指肠淤滞等）。近端小肠消化效率降低，未被消化的营养成分在远端肠道分解代谢（发酵），微生物滋生，产生不良代谢产物（含硫气体增加），黏膜慢性炎症，门静脉对不良产物引流增加，加重肝负担，引发神经 - 体液调控紊乱及全身并发症（包括胃肠道低张力恶性循环）。

【治法与方药】

中医对于本证的治则和治法为消食导滞、和胃止痛。西医有效的治疗方法为：①改善营养状况、改善认知、增加精神动力。②促消化。③改善胃肠协调运动功能。④改善和维护肠道环境。⑤抗感染，减轻肠道炎症，恢复肠腔理化和微生态环境等。改善营养是稳固基础的策略。对于病情较重、体质极差、生化指标异常的患者，可短期静脉营养。对于轻症患者，可改善饮食行为，调整肠内营养，适量进食并恢复进食节律（少食多餐是误区，近端胃部分切除者除外）。食物应以温热易消化者为宜，不鼓励要素餐，但对于生化指标未达正常的患者可以短期食用。胃肠动力药物宜选择 5-HT_4 受体激动药。胃肠动力恢复后，随餐服用消化酶制剂可改善症状。对于精神心理因素和临床表现明显的患者，小剂量抗抑郁药物有效。微生态制剂也有一定疗效，但疗程宜长（至少 4 周）。

四、胃气上逆证

（一）中医认识

【概述】

脾主升清降浊，以升为顺；胃主受纳腐熟，以通降为顺；脾升胃降为顺；若脾胃气机失常，升降异位，则出现胃气上逆。胃气上逆，一般呈呃逆、呕吐、嗳气等，常因病因不同伴见各种兼症。寒气在胃，阳气不达，水饮上逆，可伴有胃脘冷痛，泛恶清水，畏寒肢冷等症；若肝郁化火，肝火犯胃，使胃失和降，胃气上逆，可兼见呕逆吞酸，胃中嘈杂不适，两胁胀满；若暴饮暴食，致使食滞胃脘，中焦气机受阻而浊气上逆，可兼见脘腹胀满，呕吐酸腐，嗳气呃逆，矢气酸臭，大便恶臭等症；若因胃气虚弱，痰浊内阻，而致胃气不降，可兼见胃脘痞闷，不思饮食，嗳气频作，呕吐涎沫，舌苔白滑，脉弦而虚等症。

【与脾胃病证的关系】

若肝气犯胃，肝失条达，横逆犯胃，胃失和降，胃气上逆，发为嗳气及呕吐，胀痛连胁。肺主肃降，胃主和降，肺胃之气同主于降。肝气郁结，气逆上乘肺胃，导致肺失肃降，胃失和降，胃气上逆动膈而发生呃逆。

【治法与方药】

肝失条达，横逆犯胃，胃失和降，胃气上逆，发为嗳气及呕吐者，当疏肝理气、和胃止呕，予以半夏厚朴汤合左金丸治疗，常用药物有黄连、吴茱萸、姜半夏、厚朴、苏叶、陈皮、茯苓、枳实、竹茹、甘草；肝气郁结，肝气逆乘肺胃，胃气上逆动而发生呃逆者，当理气降逆止呃，予以旋覆代赭汤治疗，常用药物有旋覆花、广郁金、代赭石、党参、陈皮、半夏、茯苓、甘草。

（二）西医认识

【概述】

中医的脾对应西医的胃肠道，中医脾的功能对应西医的消化吸收营养成分、提升机体功能、排泄废弃物；中医胃对应胃肠道的受纳和运动功能，主导从食管至肛门的传输功能。胃肠的运动方向一致向前，运动不畅或逆蠕动会引发胃肠道疾病。胃气上逆证即西医的反流，包括胃食管反流和十二指肠胃反流。临床表现为恶心、呕吐、嗳气、呃逆、反流、便稀薄无味等。寒证表现为反流清水，畏寒喜暖，四肢末梢循环不佳；热证表现为反酸、胃灼热，下消化道排气多，便恶臭等；胃排空不畅（消化性溃疡等），见上腹胀痛，嗳气等。

【与胃肠疾病的关系】

情绪紊乱会影响胃肠运动，出现嗳气和呕吐的临床表现，上腹部和季肋部闷胀和隐痛。胃食管反流或胃底部扩张会刺激膈肌或沿途的膈神经系统，导致膈肌出现异常兴奋点，不受控的膈肌收缩就表现为呃逆。

【治法与方药】

对于精神心理、情绪引发神经调控紊乱的症候，中医治则为疏肝理气。西医则以调整胃肠动力为主要治疗原则，有效的药物包括多巴胺 D_2 受体拮抗药和 5-HT_4 受体激动药。有经验的医师或可考虑联用、巧用消化道局部释放和作用的钙通道拮抗药。西医识别和处置精神心理因素，应用小加量抗抑郁、焦虑的神经递质调节药，也对应中医疏肝、调理情志的处置原则。对于情绪激惹的患者，应用具有抗惊恐促安静的抗抑郁药物会有较好的疗效；对于压抑情绪反应为主的患者，应用提升精神动力的抗抑郁药较为有效。中医和胃止呕的治则，对应西医的改善消化功能、调整胃肠道运动、改善肠腔理化和微生态环境，治疗药物包括个体化应用消化酶、利胆药物、促胃肠运动药物及微生态制剂。

五、胃气虚证

（一）中医认识

【概述】

胃主受纳、腐熟，胃气以降为顺。胃气亏虚，受纳、腐熟功能减退，胃气失和，气滞中焦，则胃脘隐痛或痞胀，不思饮食；胃气本已虚弱，食后不负其消化之任，故食后胃脘胀满更甚；病性属虚，故按之觉舒；胃气失和，不能下降，反而上逆，则时作嗳气。胃虚影响及脾，脾失健运，化源不足，气血虚少而不能上荣于面，则面色萎黄；全身脏腑功能衰减，则气短懒言，神疲倦怠。舌质淡，苔薄白，脉弱，为气虚之象。

【与脾胃病证的关系】

脾胃为气机升降的枢纽，脾胃气虚，中焦气机不能斡旋升降，虚气留滞于中，则发为痞满。《古今医统大全·呕吐哕》曰：“久病吐者，胃气虚不纳谷也”，胃主受纳腐熟，其气主降，以下行为顺，胃虚失和，气逆而上，则发呕吐。

【治法与方药】

脾胃气虚，中焦气机不能斡旋升降，虚气留滞于中，发为痞满者，当补脾和胃，予以六君子汤加减治疗，常用药物有党参、茯苓、白术、甘草、陈皮、半夏。脾胃素虚，病后体虚，劳倦过度，耗伤中气，胃虚不能受纳水谷，脾虚不能化生精微，停积胃中，上逆而呕吐者，当益气健脾、和胃降逆，予以香砂六君子汤加减治疗，常用药物有木香、砂仁、党参、茯苓、白术、甘草、陈皮、半夏。

（二）西医认识

【概述】

中医胃的功能对应西医胃肠道的受纳运输和消化吸收功能。这些功能下降或紊乱表现为上腹痛、食欲减退、上腹闷胀、消化不良等。逆蠕动表现为反流、嗳气。消化功能下降，胃肠道环境恶化，机体功能调控需要的营养成分不足，以及消化道的有害产物（营养成分和肠道微生态代谢产物）、炎症因子增加，会经由神经 - 体液调控机制（肠 - 脑互动机制）导致全身系统、器官功能紊乱或疾病状态。临床上表现为个体化的、不同程度的营养状况不佳，各系统（或多系统）功能失调，精神情绪反应紊乱等。

【与胃肠疾病的关系】

胃气虚证在西医临床实践中对应胃肠动力紊乱，消化不良。病因和发病机制包括精神心理和情绪应激反应、饮食因素和环境因素等。胃肠道的运动分泌和感觉紊乱所致的功能异常会经由肠 - 脑调控机制，引发全身各系统功能状态紊乱。本证在消化科常见的临床症状为上腹胀痛、消化不良、嗳气、呕吐等。与餐后不适综合征类似，或可有与上腹痛综合征等症状重叠的临床表现。

【治法与方药】

中医对于本证的治则为补脾和胃。西医则常规筛查和根除幽门螺杆菌感染，之后应用个体化方案调节胃肠运动，改善消化功能等。促胃肠动力药疗效甚佳。需根据精神心理因素的程度及与胃肠道发病的因果关系，选择合适的剂量和疗程。

六、胃阴虚证

（一）中医认识

【概述】

胃阴虚证是指胃阴不足所表现的证候。多由胃病久延不愈，或热病后期阴液未复，或平素嗜食辛辣，或情志不遂，气郁化火使胃阴耗伤而致。本证以胃病的常见症状和阴虚证共见为辨证要点。胃阴不足，虚热内生，胃气不和，脘痞隐痛，饥不欲食，干呕呃逆，或口燥咽干，或大便干结。

【与脾胃病证的关系】

胃阴亏耗，胃失濡养，不荣则痛，可见胃痛；胃失濡养，和降失司，气机痞塞，可致痞满；胃阴亏耗，胃失濡养，胃气上逆，导致呕吐；阴津枯竭，胃失润降，可致噎膈；胃失濡养，气失和降，可见呃逆。饮食不节或病久体虚，胃阴亏虚，失于润养，遂成虚劳。

【治法与方药】

胃阴亏耗，胃失濡养，不荣则痛，导致胃痛者，当养阴益胃、和中止痛，予以一贯煎合芍药甘草汤治疗，常用药物有沙参、麦冬、生地黄、枸杞子、当归、川楝子、芍药、甘草。胃失濡养，和降失司，导致痞满者，当养阴益胃、调中消痞，予以益胃汤治疗，常用药物有生地黄、麦冬、沙参、玉竹、香橼；胃失濡养，和降失司，导致呕吐者，当滋养胃阴、降逆止呕，予以麦门冬汤治疗，常用药物有人参、麦冬、粳米、甘草、半夏、大枣；阴津枯竭，胃失润降，导致噎膈者，当滋阴养血、润燥生津，予以麦门冬汤治疗，常用药物有沙参、麦冬、天花粉、乌梅、芦根、白蜜、竹茹、生姜汁、半枝莲；胃失濡养，气失和降，而见呃逆者，当养胃生津、降逆止呃，予以益胃汤合橘皮竹茹汤治疗，常用药物有沙参、麦冬、玉竹、生地黄、橘皮、竹茹、枇杷叶、柿蒂。脾胃阴虚，失于濡养，而见虚劳者，当养阴和胃，予以益胃汤加减治疗，常用药物有沙参、麦冬、生地黄、玉竹、白芍、乌梅、甘草、谷芽、鸡内金等。

（二）西医认识

【概述】

中医的胃阴虚证，对应西医消化内科临床常见的胃动力不足，虽有明显饥饿感，但食欲不强，早饱、胀痛、口干舌燥、恶心、呕吐、大便干硬、排便困难。

【与胃肠疾病的关系】

上腹胀痛、闷痛、存在感，胃排空差，呕吐、反流，口干，病程较长，体质不佳。大便干硬，排便困难。

【治法与方药】

中医对于本证的治则为养阴益胃、和中止痛。西医一般不限制食物，但倡导维护或恢复进食节律。随餐添加复合消化酶，特别是含有利胆药物成分的消化酶制剂（熊去氧胆酸等）。应用促胃肠动力药物、具有润肠作用的导泻药（用膳食纤维需多饮水；用乳果糖，需补充微量元素，或与乳酸杆菌等促分解代谢的益生菌合用）。大剂量应用肠道微生态制剂，疗效增益。

七、寒湿困脾证

（一）中医认识

【概述】

脾位于腹腔上部，膈膜之下，与胃以膜相连。足太阴脾经起于足大趾内侧端（隐白穴），沿足内侧赤白肉际上行，经内踝前面（商丘穴），上小腿内侧，沿胫骨后缘上行，至内踝上八寸处（漏谷穴）走出足厥阴肝经前面，经膝股内侧前缘至冲门穴，进入腹部，属脾络胃，向上通过横膈，夹食管旁（络大包，会中府），连于舌根，散于舌下。分支从胃部分出，向上通过横膈，于任脉的膻中穴处注入心中，与手少阴心经相接。湿为长夏主气，与脾土相应。湿邪有阻遏气机，易伤阳气之性，其性重浊黏滞，且有趋下之势。

寒湿困脾证是指寒湿内盛，困阻脾阳所表现的证候。属于寒湿内侵，中阳受困，属实证，病程短。多因饮食不节，嗜食生冷，或淋雨涉水，居处潮湿以致内湿素盛等因素引起。主要临床表现为脘腹胀闷疼痛，泛恶欲吐，纳呆，口淡不渴，便溏，头身困重，面色晦黄，或面目肌肤发黄，色晦暗如烟熏，或肢体水肿，小便短少，或妇女白带量多，舌淡红苔白腻，脉濡缓。

【与脾胃病证的关系】

《医醇賸义·诸痛》曰："脾本湿土，寒邪乘之，寒与湿凝，是为重阴，脘下至当脐胀满作痛"。寒湿困脾，气机不利，升降失调，可见痞满、呕吐；清浊不分，水反为湿，谷反为滞，混杂而下，可致泄泻。寒湿阻遏，脉络痹阻，不通则痛，可见腹痛。《丹溪心法·中湿》曰："脾胃受湿，沉困无力，怠惰好卧"。寒湿困脾，阳气不宣，可见多寐；《伤寒论·辨阳明病脉证并治》曰："伤寒发汗已，身目为黄，所以然者，以寒湿在里不解故也。以为不可下也，于寒湿中求之"。寒湿阻滞中焦，胆液不循常道，随血泛溢，浸淫肌肤，可发为黄疸。肝失疏泄，横逆乘脾，两者相因，久则湿蕴中焦，湿从寒化，可见水湿困脾之鼓胀。饮食不节，脾失健运，痰湿内生，阻遏清阳，上蒙清窍，而发头痛、眩晕。素体肥胖或脾虚湿盛，运化水湿失常，聚湿成痰，痰湿中阻，客于经脉，发为痿证。

【治法与方药】

寒湿困脾，升降悖乱，而致痞满、呕吐、泄泻者，当芳香化湿、解表散寒，予以藿香正气散治疗，常用药物有藿香、大腹皮、紫苏、白术、茯苓、陈皮、半夏、厚朴、白芷、桔梗。寒湿阻遏，脉络痹阻，不通则痛，而见腹痛者，当散寒温里、理气止痛，予以良附丸合正气天香散加减治疗，常用药物有高良姜、干姜、紫苏、乌药、香附、陈皮、藿香、苍术、厚朴、豆蔻。寒湿困脾，阳气不宣，而见多寐者，当燥湿健脾、醒神开窍，予以平胃散加减治疗，常用药物有苍术、藿香、橘皮、厚朴、生姜、石菖蒲等。寒湿阻滞中焦，胆液不循常道，随血泛溢，浸淫肌肤，发为黄疸者，当温中化湿、健脾和胃，予以茵陈术附汤治疗，常用药物有茵陈、附子、白术、干姜、茯苓、泽泻、猪苓。 肝失疏泄，脾失健运，气滞湿阻，湿浊内聚，而为鼓胀者，当温中健脾、行气利水，予以实脾饮加减治疗，常用药物有白术、苍术、附子、干姜、厚朴、木香、草果、陈皮、茯苓、泽泻等。脾失健运，痰浊中阻，上蒙清窍，遂发头痛、眩晕者，当健脾燥湿、化痰降逆，予以半夏白术天麻汤加减治疗，常用药物有半夏、天麻、白术、茯苓、陈皮、白蒺藜、蔓荆子、厚朴、生姜等。素体肥胖或脾虚湿盛，发为痿证者，当健脾生清，予以六君子汤加减治疗，常用药物有人参、茯苓、白术、甘草、陈皮、半夏等。

（二）西医认识

【概述】

中医脾的功能对应西医消化道的消化吸收功能，以及消化吸收后续对全身各个系统功能的影响及调控作用。足太阴脾经的走行和功能，在西医解剖学上课理解为：脾的经络，与骶神经丛的自主神经、内脏大神经（交汇迷走神经）、颈部交感神经、舌咽神经、膈神经，以及相应阶段的脊神经管辖范围的神经调控功能一致。脾经络的分支联络心和肺，正对应迷走神经和交感 / 副交感主导内脏自主神经系统。前文所述胃的经络多与脑神经、脊神经中运动和感觉的功能成分相关，而脾经络多与内脏运动和生理功能的调控相关，脾与胃相辅相成，管理和协调消化系统各部功能，以及实现对全身各系统的功能调控。胃肠道疾病的病因绝大多数来源于饮食、精神应激和其他环境因素，机体对这些因素的处置稳态受到影响，就可能引发胃肠疾病。

寒湿困脾证，对应西医的以下临床疾病状态。饮食不节制，消化道负担加重，恰逢机体免疫力下降或呼吸道感染、醉酒、淋雨、应激等负性环境因素的不良影响，发生消化系统疾病。其临床表现为上腹胀、隐痛、恶心呕吐、反流、乏力、黄疸、稀便腹泻、尿少、水肿，呼吸道 / 泌尿生殖系统感染等。

【与胃肠疾病的关系】

寒湿困脾证的西医病理生理机制主要表现为胃肠道（部分为肝）慢性炎症，以及不同程度的全身炎症反应。

【治法与方药】

中医对本证的治则是芳香化湿、解表散寒。西医的治疗原则之一是抗感染。肠道/上呼吸道/泌尿生殖系统等与外界相通系统的细菌感染，可使用敏感抗生素；肝病毒感染，可使用恰当的抗病毒药物（合并使用适合的保肝药物）。抗感染的同时应调整饮食行为，改善胃肠道功能。事实上，维护全身的体液环境稳态，休息、静养都是处置策略中的关键点。

八、湿热蕴脾证

（一）中医认识

【概述】

湿热蕴脾证又称中焦湿热证、脾胃湿热证，是指由于湿热内蕴中焦，脾胃纳运功能失职所表现的证候。多因感受湿热之邪，或湿蕴化热，或因过食辛热肥甘食物，或嗜酒无度，酿成湿热，内蕴脾胃所致。本证以脾胃运化功能障碍及湿热内蕴表现为审证要点。主要临床表现为：脘腹痞闷、纳呆、呕恶，甚则大便溏泄而不爽、肢体困重，或渴不多饮、身热不扬、汗出而热不解，口疮或见身目黄染，或皮肤瘙痒，舌质红、苔黄腻、脉濡数。

【与脾胃病证的关系】

湿热蕴脾，中焦痞阻，气机不利，可见痞满；不通则痛，可见胃痛；湿热蕴脾，损伤脾胃，传化失常，可致泄泻。脾胃受损，运化失常，痰浊内生，郁热化热，继而出现湿郁发热。脾开窍于口，《素问·至真要大论》有云："诸痛痒疮，皆属于火"，湿热蕴脾，中焦痞阻，气机不利，运化失常，可见口疮；湿热郁蒸，热郁湿中，可见身热起伏、汗出而热不解之汗证。

【治法与方药】

湿热蕴脾，中焦气机不利，导致痞满者，当清热化湿、和胃消痞，予以泻心汤合连朴饮治疗，常用药物有黄连、黄芩、大黄、半夏、厚朴、石菖蒲、芦根、栀子、豆豉。湿热阻滞，不通则痛，而见胃痛者，当清热化湿、理气和胃，予以清中汤治疗，常用药物有黄连、栀子、半夏、茯苓、草豆蔻、陈皮、甘草。湿热蕴阻，脾胃传化失常，导致泄泻者，当清热燥湿、分利止泻，予以葛根芩连汤治疗，常用药物有葛根、黄芩、黄连、木香、甘草、车前草、茯苓。痰湿中阻，郁而发热者，当燥湿化痰、清热和中，予以黄连温胆汤合中和汤加减治疗，常用药物有半夏、厚朴、枳实、陈皮、茯苓、通草、竹叶、黄连等。脾经湿热，脾主运化之职失常，脾开窍于口，则多发口疮者，当清泄湿热，予以泻黄散加减治疗，常用药物有广藿香、栀子、石膏、甘草、防风。湿热蕴阻，脾胃中焦传化失常，津液输布失常，导致汗证者，当行气化湿、宣畅湿浊，予以三仁汤加减治疗，常用药物有杏仁、白豆蔻、薏苡仁、滑石、通草、竹叶、厚朴、半夏。

（二）西医认识

【概述】

中医的湿热蕴脾证又称中焦湿热证、脾胃湿热证。西医对应的病症常为各种原因（如食用过多辛辣食物、酗酒、病原微生物感染等）导致的消化不良、肠道炎症、胃肠功能紊乱，或有肝损伤、黄疸。临床症状表现为胃腹胀、纳差、食欲减退、乏力、黏稀便、排便不尽感，黄疸、皮肤瘙痒等。

【与胃肠疾病的关系】

湿热蕴脾证，在西医常为肠道、胆道、肝的感染性炎症，导致腹部胀满、腹痛、消化不良、腹泻等。腹腔脏器（包括胃肠道和肝胆、胰腺）炎症性疾病导致的全身炎症反应。临床表现为口舌生疮、发热、多汗或盗汗等。

【治法与方药】

中医对于本证的治则为清热化湿、和胃消痞。西医的治疗原则为在治疗原发病（腹腔脏器炎症性疾病）的基础上补充必要的营养素，可按需使用清热、抗炎药物。主要治疗策略为针对病原微生物的抗生素、抗病毒药物、改善胃肠道消化吸收功能的调节药物，以及保肝利胆、改善肠道环境药物的应用。

九、脾虚湿热证

（一）中医认识

【概述】

脾虚湿热证是指由于脾虚不能运化水湿，水湿停滞，内蕴化热所表现的证候。多因劳倦内伤，情志失调，久病体虚等所致。本证以脾胃运化功能障碍及水湿蕴热表现为审证要点。主要临床表现为：脘腹痞闷、纳呆、呕恶，甚则大便溏泄而不爽，头沉、肢体困重、口淡乏味、口黏不渴或渴不多饮、舌体胖大、苔白滑腻、脉濡。

【与脾胃病证的关系】

脾胃失健，水湿不化，酿生痰浊，郁而生热，痰气交阻于胃脘，则升降失司，胃气壅塞，而成痞满。湿热熏蒸，积于胃脘，损于口舌，发为口疮。脾胃运化失职，气机升降失调，肠道传导失司，致疫毒弥漫，湿热内蕴肠腑，腑气壅滞，气机受阻，造成气滞血阻，气血与邪气相搏结，挟糟粕积滞进入肠道，脂络受伤，腐败化为脓血而为痢疾。感受外邪，脾虚内蕴湿热，侵及肝胆，胆热液泄，外渗肌肤而成黄疸。

【治法与方药】

脾虚湿热，中焦气机不利，导致痞满者，当清热化湿、和胃消痞，予以泻心汤合连朴饮治疗，常用药物有黄连、黄芩、大黄、半夏、厚朴、石菖蒲、芦根、栀子、豆豉。湿热熏蒸，积于胃脘，损于口舌，发为口疮者，当清心凉血、泻火解毒，予以泻心导赤散加减治疗，常用药物有黄连、生地、竹叶、通草、甘草。湿热之邪毒积滞肠中，气血被阻，气机不畅，发生里急后重，下痢赤白脓血之湿热痢疾者，当清热解毒、调气行血，予以芍药汤治疗，常用药物有白芍、木香、槟榔、黄芩、黄连、当归、甘草。湿邪困脾，壅塞肝胆，疏泄失常，胆汁泛溢，发为黄疸，热重于湿者，当清热通腑、利湿退黄，予以茵陈蒿汤治疗，常用药物有茵陈、栀子、大黄、黄柏、连翘、垂盆草、蒲公英、茯苓、滑石、车前草等。湿重于热者，当利湿化浊、清热运脾，予以茵陈五苓散合甘露消毒丹治疗，常用药物有茵陈、栀子、大黄、黄柏、连翘、垂盆草、蒲公英、茯苓、滑石、车前草等。

（二）西医认识

【概述】

脾虚湿热证对应西医消化科临床上因各种慢性疾病引发的消化不良症候群。许多慢性疾病是本证的病因，如甲状腺功能减退症（多由甲状腺慢性炎症引发）、慢性贫血、慢性肾病、慢性阻塞性肺疾病等。胃肠道的表现多为上腹胀，恶心，呕吐，纳差，大便稀烂、黏涩、排泄不畅等。

【与胃肠疾病的关系】

胃肠运动紊乱，消化不良，远端肠道环境恶化。合并感染时出现脓血便，损伤肝，可见黄疸。

【治法与方药】

中医对本证的治则为清热化湿、和胃消痞。西医以治疗原发病为基础，同时控制和预防消化系统器官感染，改善胃肠运动和消除黄疸，纠正营养不良，消炎止痛等。

十、脾虚湿困证

（一）中医认识

【概述】

脾虚湿困，即湿困脾土，因脾虚而内湿阻滞。脾主运化，为胃行其津液，脾虚则运化失调，水湿停滞；水湿停滞，反而影响脾的运化。可见胃脘满闷、纳呆、便溏，甚或恶心欲吐、口黏不渴或渴喜热饮、肢体困倦，甚或浮肿，舌苔厚腻，脉缓等。

【与脾胃病证的关系】

素体脾阳虚弱，运化无权，又饮食不节，或外感湿邪，饮留胃肠而致痰饮。《医醇賸义·诸痛》曰：“脾本湿土，寒邪乘之，寒与湿凝，是为重阴，脘下至当脐胀满作痛”。寒湿困脾，气机不利，升降失调，可见呕吐；清浊不分，水反为湿，谷反为滞，混杂而下，可致泄泻；《伤寒论·辨阳明病脉证并治》曰：“伤寒发汗已，身目为黄，所以然者，以寒湿在里不解故也。以为不可下也，于寒湿中求之”。寒湿阻滞中焦，胆液不循常道，随血泛溢，浸淫肌肤，可发为黄疸。脾阳不振，运化失常，土不制水，发为水肿。

【治法与方药】

脾阳虚弱，饮留胃肠，清阳不升，聚而为痰饮者，当温脾化饮，予以苓桂术甘汤合小半夏加茯苓汤加减治疗，常用药物有桂枝、白术、茯苓、半夏、生姜、甘草等。寒湿困脾，升降悖乱，而致呕吐者，当芳香化湿、解表散寒，予以藿香正气散治疗，常用药物有藿香、大腹皮、紫苏、白术、茯苓、陈皮、半夏、厚朴、白芷、桔梗。脾阳虚，温化失职，水反为湿，谷反为滞，混杂而下，导致泄泻者，当温中健脾，予以附子理中丸治疗，常用药物有人参、茯苓、白术、甘草、附子、肉豆蔻。寒湿阻滞中焦，胆液不循常道，随血泛溢，浸淫肌肤，发为黄疸者，当温中化湿、健脾和胃，予以茵陈术附汤治疗，常用药物有茵陈、附子、白术、干姜、茯苓、泽泻、猪苓。脾阳虚，运化无权，土不制水，而致水肿者，当温阳健脾利水，予以实脾饮加减，常用药物有干姜、附子、桂枝、草果、白术、茯苓、炙甘草、生姜、大枣、泽泻、木香等。

（二）西医认识

【概述】

脾虚湿困证对应西医消化科临床上各种慢性疾病（特别是慢性炎症）引发的以消化系统功能低下为主的胃肠功能紊乱症候群。表现为上腹部胀满、沉重感、食欲减退、纳差、乏力、浮肿等。

【与胃肠疾病的关系】

慢性炎症包括消化道内的（如慢性胆道炎症）和消化系统外的（如呼吸道、泌尿系统、泌尿生殖系统、甲状腺等），炎症介质影响肠道神经系统功能，导致胃肠功能紊乱，出现腹胀、食欲减退、恶心呕吐，消化不良、腹泻，周身营养不良、水肿等。

【治法与方药】

中医对本证的治则为温脾化饮。西医主要以治疗原发病为基础，同时治疗全身的炎症反应，改善消化道功能，改善全身营养状况。胃肠道的对症治疗药物包括胃肠动力药物、消化酶制剂及肠道微生态制剂等。

十一、脾虚水停证

（一）中医认识

【概述】

脾位于人体中焦，横膈之下的左侧腹腔内。脾为“阴中之至阴”，五行属土。脾的主要生理功能为主运化，主升，主统血。脾与胃相表里。其在体合肌肉，在窍为口，其华在唇，与自然界的长夏相通应。

肾位于腰部，腹腔之内，脊柱两旁，左右各一。肾在为“阴中之阴”，五行属水。肾的主要生理功能为主藏精，促进生长、发育与生殖，主水，主纳气。肾与膀胱相表里。其在体为骨，在窍为耳及二阴，其华在发，与自然界冬气相互通应。

脾主运化，为后天之本，肾主藏精，为先天之本；脾主运化水液，肾主水。脾肾之间的关系主要表现在先天与后天及津液代谢方面。

脾虚水停证是指由于脾虚不能运化水湿，水湿停滞所表现的证候。多因劳倦内伤，情志失调，久病体虚等所致。主要临床表现为：面色萎黄、腹大胀满、按之如囊裹水，或下肢浮肿、脘腹痞胀、食欲减退、水走肠间辘辘有声、得热稍舒、精神困倦、怯寒懒动少言、小便短少、大便溏、舌淡胖、边齿痕、舌苔白腻、脉沉弱。

【与脾胃病证的关系】

人体阳气不足，会导致体内的某些水液不能转换成气，从而停聚在身体的某个部位，或停聚在松软的皮肤组织下导致水肿，或停聚在胸、腹腔导致胸水、腹水，也可能停聚在内脏，形成五脏水病。

脾肾阳虚，脾虚运化失健，水湿内聚，肾关开阖不利，水湿不化，水湿停聚，发为鼓胀、水肿之阴水。中阳素虚，脏气不足，脾肾阳虚，饮凌心肺，可见于痰饮之支饮。

【治法与方药】

脾肾阳虚，脾虚运化失健，水湿内聚，肾关开阖不利，水湿不化，水湿停聚，发为鼓胀、水肿之阴水者，当温补脾肾、化气利水，予以附子理苓汤或济生肾气丸加减治疗，常用药物有附子、干姜、人参、白术、鹿角片、葫芦巴、茯苓、泽泻、车前子等。脾肾阳虚，饮凌心肺的支饮者，当温补脾肾、以化水饮，予以金匮肾气丸合苓桂术甘汤治疗，常用药物有桂枝、附子、黄芪、山药、白术、炙甘草、紫苏子、干姜、款冬花、沉香、补骨脂、山萸肉等。

（二）西医认识

【概述】

中医的脾位于上腹部，横卧左上腹。从中医理论对脾的功能描述，西医背景的学者可以从以下角度思考：中医脾的主要功能是收集和处置消化道吸收来的精华。包括胃肠道的消化吸收，以及肝对门脉来源于消化道的所有物质的处置和加工过程，而后将营养物质供给全身，并用其中的活性物质调控各系统器官的功能状态。口腔是它功能状态的表象“窗口”，并可以从口唇的色泽状态观察到脾功能是否良好。脾功能易受自然环境影响，特别是季节因素，漫长多变的夏天气候与脾功能的波动相仿。

中医的肾位于人体的腰部。从中医理论对肾的功能描述，西医背景的学者，可以从以下角度思考：中医肾是人体运作机制的“精气神”，是机体运行的基础，是神经内分泌、抗感染免疫、基础结构和修复等防御能力、身体适应体内外变化的能力等。中医认为肾与脾是先天与后天的关系。

脾虚水停证在西医的临床表现为慢性病容，腹胀、腹水、水肿、纳差、肠鸣，精神困倦，小便少，粪便不成形，消化不良等。

【与胃肠疾病的关系】

营养不良、低蛋白血症伴有的消化不良、腹水、水肿等与本证有类似表现。营养不良、血浆渗透压下降，有效血循环不足，心、肾、呼吸、神经等系统功能受累。

【治法与方药】

中医对本证的治则为温补脾肾。西医在治疗能够明确的原发病（如慢性肝病、贫血、甲状腺功能低下等）的基础上，改善营养状况，改善心、肾、肺部等全身器官的功能状态。针对消化道的治疗包括改善胃肠运动、促进消化吸收、改善和维护肠道环境稳态、预防感染等。

十二、脾虚气滞证

（一）中医认识

【概述】

脾主运化，为后天之本，脾的功能正常运行依赖于脾之阳气，故脾的运化功能障碍，主要是由于脾的阳气虚损，运化无权所致。

脾虚气滞证指脾虚不运，气滞不行，升降失常所表现的证候。多因误下伤中，饮食阻滞，素体虚弱，劳倦内伤，七情失和等所致。主要临床表现有：心下痞满，脘腹闷痛，胸膈不舒，气短纳呆，饥不欲食，体倦乏力，少气懒言，四肢不温，喜温喜按，大便溏，舌淡，苔白，脉虚弱或沉细。

【与脾胃病证的关系】

脾气虚，脾胃升降失职，中焦气机不利，而生痞满。《兰室秘藏·中满腹胀》曰：“或多食寒凉，及脾胃久虚之人，胃中寒则胀满，或脏寒生满病”。脾虚气陷，肌瘦不坚，气机不畅，脘腹坠胀，而发胃缓。

【治法与方药】

脾气虚，脾胃升降失职，中焦气机不利，发为痞满者，当益气健脾、行气化痰，予以香砂六君子汤治疗，常用药物有党参、茯苓、白术、甘草、木香、砂仁、陈皮、半夏。脾虚气陷，肌瘦不坚，气机不畅，脘腹坠胀，而发胃缓者，当补气健脾、升清降浊，予以补中益气汤治疗，常用药物有黄芪、白术、党参、陈皮、升麻、柴胡、当归、枳壳、甘草。

（二）西医认识

【概述】

按照中医对脾虚气滞证病机的描述，西医理论可以理解为：消化道来源的物质，可以调控包括胃肠道在内的全身器官功能的机制，修复运作不正常的疾病状态。病因多见慢性疾病过程中营养不良，心血管系统功能下降，疲劳，以及精神心理问题等。常见的临床表现为胸闷、气短，虽有饥饿感，但食欲减退，乏力、纳差，精神萎靡，心情压抑，末梢循环不良，腹部喜暖喜按，消化不良、大便不成形等。

【与胃肠疾病的关系】

消化道的表现类似于西医功能性消化不良餐后不适综合征的表现。合并情绪低落及其他胃肠道功能减退的症状。

【治法与方药】

中医对于本证的治则为益气健脾、行气化痰。西医在治疗原发病的基础上给予能够增强胃肠动力、改善消化（消化酶制剂）、恢复和维持肠道环境、改善微循环的药物。

十三、脾虚食积证

（一）中医认识

【概述】

脾胃上连食道，下通小肠，主受纳腐熟水谷，为水谷精微之仓、气血之海。胃以通降为顺，与脾相表里，脾胃常合称为后天之本。足阳明胃经起于鼻翼两侧，上行至鼻根部，与旁侧足太阳膀胱经交会，向下沿鼻的外侧，进入上齿龈内，复出绕过口角左右相交于颏唇沟，再向后沿着下颌出大迎穴，沿下颌角，上行耳前，经颧弓上行，沿着前发际，到达前额。并有面部分支、缺盆部直行脉、胃下口分支、胫部分支及足背分支。

食滞胃脘证，是指食物停滞胃脘不能腐熟所表现的证候。多由饮食不节，暴饮暴食，或脾胃素弱，运化失健等因素引起。本证以胃脘胀闷疼痛，嗳腐吞酸为辨证要点。食停胃脘胃气郁滞，脘部胀闷疼痛，或嗳气吞酸或呕吐酸腐食物，食浊下移，积于肠道，可矢气频频，臭如败卵，泻下物酸腐臭秽。

【与脾胃病证的关系】

《素问·痹论篇》曰："饮食自倍，肠胃乃伤"，因饮食不当，损伤脾胃，脘腹胀满或疼痛不适，可见于伤食；脾失健运，出现长期食欲减退，甚则拒食者，为厌食；若过食油腻厚味，或强进饮食，临卧多食或误食变质不洁食物，致食积停滞，郁积胃腑，气机壅塞，痞满腹胀，引起腹痛。《脾胃论·卷上》曰："脾胃之虚，怠惰嗜卧"，脾虚不运，食积胃脘，喜卧而多寐；食滞胃脘，气机受阻，浊气上逆，可见呕吐。食滞胃脘，积于肠道，阻滞肠胃，传化失司，而致泄泻。

【治法与方药】

饮食不当，损伤脾胃，脘腹胀满或疼痛不适，出现伤食者，当消食和胃，予保和丸加减治疗，常用药物有山楂、莱菔子、神曲、半夏、茯苓、陈皮、连翘。脾失健运，出现长期食欲减退，甚则拒食者，为厌食，当健脾理气，予以健脾丸加减治疗，常用药物有党参、白术、陈皮、枳实、山楂、麦芽。过食或强进饮食，临卧多食或误食变质不洁食物，致食积停滞，气机壅塞，痞满腹胀，引起腹痛者，当消食导滞、行气止痛，予以香砂平胃散加减治疗，常用药物有苍术、陈皮、厚朴、砂仁、香附、枳壳、山楂、神曲、麦芽、白芍、甘草等。脾虚不运，食积胃脘，喜卧而多寐在，当健脾益气，予以香砂六君子汤加减治疗，常用药物有党参、茯苓、白术、甘草、陈皮、半夏、木香、砂仁。食滞胃脘，气机受阻，浊气上逆，而见呕吐者，当消食化滞、和胃降逆，予以保和丸治疗，常用药物有半夏、陈皮、神曲、山楂、茯苓、连翘、莱菔子。食积内停，肠胃阻滞，传化失司，可见泄泻者，当消食导滞、和中止泻，予以保和丸加减治疗，重者用枳实导滞丸加减治疗，常用药物有神曲、山楂、莱菔子、半夏、陈皮、茯苓、连翘、谷芽、麦芽、大黄、枳实等。

（二）西医认识

【概述】

西医对于脾虚食滞证的观察为常因饮食不节制或合并慢性病，临床表现为胃肠动力低下，特别是胃排空功能减退，消化不良，远端肠道传输减慢，营养物质发酵，肠道腐败细菌滋生，粪便恶臭、不成形。

【与胃肠疾病的关系】

腹痛、食欲减退、疲倦乏力、精神不振、情绪低落、嗜睡、上腹胀、恶心呕吐、消化不良、腹泻等。

【治法与方药】

中医根据不同的症候类型给予健脾理气、消食导滞、行气止痛等治则。西医常在治疗能够明确的病因基础上，应用改善胃肠动力的药物（如多巴胺 D_2 受体拮抗药、5-HT_4 受体激动药等）和改善消化效率的药物（如随餐给予各种消化酶制剂），对于有适应证的患者给予抗感染治疗。微生态制剂的疗效不确切。合并精神心理病因和临床表现者，给予抗焦虑抑郁治疗。

十四、脾气虚证

（一）中医认识

【概述】

脾主运化，为后天之本，脾的功能正常运行依赖于脾之阳气，故脾的运化功能障碍，主要由于脾的阳气虚损，运化无权所致。

脾气虚又称脾气虚弱、脾胃虚弱、脾气不足、中气不足。凡饮食不节，或过服消导克伐之剂，以及情志失和，思虑太过，或禀赋素虚，或过于劳倦，或久病失养，皆可损伤脾气，使其运化水谷、水湿，以及化生气血等的功能减退，从而导致脾气虚。脾气虚弱，运化无权，则导致食欲减退、纳呆呕吐、腹胀、泄泻或便秘等病证。

【与脾胃病证的关系】

脾气虚，脾胃升降失职，中焦气机不利，而生痞满、气虚发热、虚劳。正如《兰室秘藏·中满腹胀》所述："或多食寒凉，及脾胃久虚之人，胃中寒则胀满，或脏寒生满病"。脾胃气虚，纳运失常，可致嘈杂。脾气虚，运化乏权，气机不利，胃失和降，胃气上逆，则见呕吐。脾气虚，不能运化精微，反聚水成湿，积谷为滞，致脾胃升降失司，清浊不分，混杂而下，遂成泄泻。如《景岳全书·泄泻》曰："泄泻之本，无不由于脾胃"。脾虚传送无力，糟粕内停，致大肠传导功能失常，而成便秘。《黄帝内经·素问·至真要大论》曰："诸湿肿满，皆属于脾"。饮食失调，脾胃虚弱，精微不化，水湿停聚，可见水肿。中气亏虚，气不摄血，溢于肠胃则为便血，溢于肌肤腠理则为紫斑。

【治法与方药】

脾气虚，脾胃升降失职，中焦气机不利，导致痞满、气虚发热、虚劳者，当补气健脾、升清降浊，予以补中益气汤治疗；脾胃气虚，纳运失常，而致嘈杂者，当健脾益胃和中，予以四君子汤加味治疗，常用药物有人参、茯苓、白术、甘草、蔻仁、山药。脾气虚，运化乏权，气机不利，胃失和降，胃气上逆，出现呕吐者，当健脾益气、和胃降逆，予以香砂六君子汤治疗，常用药物有人参、茯苓、白术、甘草、砂仁、木香、陈皮、半夏、旋覆花、代赭石。脾气虚，不能运化精微，反聚水成湿，积谷为滞，致脾胃升降失司，清浊不分，混杂而下，而成泄泻者，当健脾益气、化湿止泻，方用予以参苓白术散治疗，常用药物有人参、白术、茯苓、甘草、砂仁、陈皮、桔梗、扁豆、山药、莲子肉、薏苡仁等。脾虚传送无力，糟粕内停，大肠传导功能失常，发为便秘者，当益气润肠，予以黄芪汤治疗，常用药物有黄芪、火麻仁、白蜜、陈皮、人参、白术等。脾气虚弱，运化无力，气失舒展，发为水肿者，当益气健脾、行气化湿，予以参苓白术散治疗，常用药物有人参、白术、茯苓、甘草、砂仁、陈皮、桔梗、扁豆、山药、莲子肉、薏苡仁等。中气亏虚，气不摄血，溢于肠胃则为便血，溢于肌肤腠理则为紫斑，当益气摄血，予以归脾汤加减治疗，常用药物有党参、茯苓、白术、甘草、当归、黄芪、酸枣仁、龙眼肉、远志、木香、仙鹤草、茜草、地榆等。

（二）西医认识

【概述】

脾气虚，中医认为饮食因素、医源性因素、精神心理应激因素，以及劳累、身体虚弱等均会导致胃肠道功能紊乱，出现食欲减退、纳差、恶心呕吐、腹泻或便秘等。

【与胃肠疾病的关系】

烧灼感、恶心呕吐、嗳气、反流的症状在西医可因过食刺激性或生冷食物引发，也可由其他疾病治疗不当（药物不良反应或过度使用抗生素导致肠道微生态改变等）引发。消化不良、远端肠道运动紊乱或表现为腹泻或便秘。其他系统病因（如血液系统：各种紫癜）等在消化道的表现也有类似于本证的表现。

【治法与方药】

中医根据不同证候的辨证，采取补气健脾、升清降浊，健脾益气、和胃降逆，益气润肠等治法。相对应的西医治疗原则有：改善饮食习惯和营养状态。药物应用原则如下：促进胃肠动力的药物有多巴胺 D_2 受体拮抗药和 5-HT_4 受体激动药；解痉药物有局部释放的钙通道拮抗药；双向调节药物有阳离子拮抗药等；随餐添加消化酶，以及对于有适应证的患者应用利胆导泻药物；微生态制剂理论上能够有治疗受益；对于有适应证的难治性病例也可合并使用小剂量抗焦虑抑郁的神经递质药物。

十五、脾气下陷证

（一）中医认识

【概述】

脾主运化，为后天之本。《临证指南医案·卷二》曰："脾宜升则健"，脾的升清功能正常，水谷、水液等物质才能正常输布。

脾气下陷又称中气下陷或气虚下陷，是基于脾气虚基础上而出现的病症。凡饮食不节，或过服消导克伐之剂，以及情志失和，思虑太过，或禀赋素虚，或过于劳倦，或久病失养，皆可损伤脾气，导致脾气不足，久之升举无力，则清气不能上升，而反下陷为患，形成脾气下陷证，可见眩晕体倦、内脏下垂、久泄脱肛、便意频数、小便淋漓难尽等。

【与脾胃病证的关系】

脾气虚，脾气下陷，水谷不能化生精微，反聚水成湿，积谷为滞，兼脾不升清，清浊不分，混杂而下，遂成泄泻，多见久泻不止，或兼脱肛等表现。体虚日久，中气下陷，病邪由肾及脾，脾肾受损，正虚邪弱者，发为劳淋、遗精。脾居中焦，为水液升降之枢纽，中气不足，升降失度，可见癃闭。

【治法与方药】

脾气下陷，导致泄泻者，当益气健脾、升阳止泻，予以补中益气汤治疗，常用药物有人参、黄芪、白术、升麻、柴胡、当归、陈皮、甘草。中气下陷，导致劳淋、遗精者，当脾益肾、升提益气，予以补中益气汤治疗，常用药物有人参、黄芪、白术、升麻、柴胡、当归、陈皮、甘草。脾虚运化无力，升清降浊功能失司，可见癃闭者，当升清降浊、化气行水，予以补中益气汤合春泽汤治疗，常用药物有人参、黄芪、白术、升麻、柴胡、当归、陈皮、猪苓、茯苓、泽泻、车前子、甘草等。

（二）西医认识

【概述】

中医认为脾气虚是脾气下陷证的病因。临床表现为西医认知的消化吸收不良、慢性腹泻，伴有脏器下垂，常伴有全身脏器功能下降和慢性炎症，如尿多、尿频。

【与胃肠疾病的关系】

慢性腹泻、体重下降、脏器下垂、脱肛等。伴有失眠、多梦、遗精、前列腺炎等。

【治法与方药】

中医对于本证的治则为益气健脾，升阳止泻。西医对于类似病症的治疗原则和方法包括改善营养状况和调节精神心理状态等。对于胃肠道症状，针对性给予抗分泌药物（短期使用质子泵抑制药或组胺 H_2 受体拮抗药），控制和预防感染，改善消化效率等。值得提出的是，关于肠道微生态及肠 - 脑互动基础和临床研究进展提示，肠道微生态制剂对本证有较好的治疗前景。

十六、脾阳虚证

（一）中医认识

【概述】

脾主运化，为后天之本，脾的功能以脾的阳气为之主。

脾阳虚又名脾阳不振，中阳不振，脾胃阳虚。多由脾气虚进一步发展而来，或由命门火衰、脾失温煦所致。其病机特点为中焦阳衰，里寒现象较为明显，临床表现除一般脾失健运等变化外，尚有明显的畏寒肢冷、脘腹冷痛、饮食喜热、下利清谷，或温化水湿功能减退，水湿停聚于内，或生痰成饮，或水泛为肿。

【与脾胃病证的关系】

脾阳虚，中焦虚寒，失其温养，可见胃痛与腹痛。《诸病源候论·久腹痛》所谓："久腹痛者，脏腑虚而有寒，客于腹内，连滞不歇，发作有时。发则肠鸣而腹绞痛，谓之寒中"。脾胃虚寒，中焦失和，可致吐酸；脾阳虚，温化失职，脾胃升降失职，中焦气机不利，而生痞满。《兰室秘藏·中满腹胀》曰："或多食寒凉，及脾胃久虚之人，胃中寒则胀满，或脏寒生满病"。脾阳虚，温化失职，胃失和降，胃气上逆，则见呕吐。《温病条辨·中焦篇》曰："胃阳不伤不吐"。脾阳虚，温化失职，气不化津，可致噎膈。脾阳虚，温化失职，饮食不化，停滞胃中，逆而尽吐，可见反胃。脾胃阳虚，胃失和降，虚气上逆，遂成呃逆。

《景岳全书·泄泻》有云："泄泻之本，无不由于脾胃"。脾阳虚，温化失职，水反为湿，谷反为滞，混杂而下，可致泄泻。阳气虚衰，阴寒凝滞，便下无力，可见便秘。脾阳不振，运化失常，土不制水，发为水肿。脾阳虚，统血无力，血液外溢，可见血证之呕血便血。素体脾阳虚弱，运化无权，又饮食不节，或外感湿邪，饮留胃肠而致痰饮。中气不足，温煦无力，运化失常，而见虚劳。

【治法与方药】

阳虚，中焦虚寒，失其温阳，而见胃痛者，当温中健脾、和胃止痛，予以黄芪建中汤治疗，常用药物有黄芪、桂枝、芍药、甘草、饴糖、生姜、大枣。脾阳虚，中焦虚寒，失其温阳，发为腹痛者，当温中补虚、缓急止痛，予以小建中汤治疗，常用药物有党参、白术、桂枝、芍药、甘草、饴糖、生姜、大枣。脾胃虚寒，中焦失和，导致吐酸者，当温中散寒、和胃制酸，予以香砂六君子汤加味治疗，常用药物有党参、茯苓、白术、甘草、砂仁、木香、陈皮、半夏、干姜、吴茱萸。脾阳虚，温化失职，发为呕吐者，当温中健脾、和胃降逆，予以理中汤治疗，常用药物有党参、干姜、白术、甘草、砂仁、半夏等。脾阳虚，温化失职，气不化津，导致噎膈者，当温中运脾，予以补气运脾汤治疗，常用药物有党参、黄芪、白术、甘草、砂仁、茯苓、陈皮、半夏、生姜、大枣、干姜。脾阳虚，温化失职，饮食不化，停滞胃中，逆而尽吐，出现反胃者，当温中健脾、降气和胃，予以丁香透膈散治疗，常用药物有人参、白术、甘草、丁香、半夏、木香、香附、砂仁、白豆蔻、旋覆花、代赭石。脾胃阳虚，胃失和降，虚气上逆，发为呃逆者，当温补脾胃、降逆止呃，予以理中丸治疗。脾阳虚，温化失职，脾胃升降失职，中焦气机不利，而生痞满者，当温胃健脾，予以理中丸治疗，常用药物有人参、白术、甘草、干姜、吴茱萸、丁香、柿蒂。脾阳虚，温化失职，水反为湿，谷反为滞，混杂而下，导致泄泻者，当温中健脾，予以附子理中丸治疗，常用药物有人参、茯苓、白术、甘草、附子、肉豆蔻。阳气虚衰，阴寒凝滞，便下无力，导致便秘者，当温阳通便，予以济川煎治疗，常用药物有当归、牛膝、肉苁蓉、泽泻、升麻、枳壳、附子、火麻仁。脾阳虚，运化无权，土不制水，而致水肿者，当温阳健脾利水，予以实脾饮加减治疗，常用药物有干姜、附子、桂枝、草果、白术、茯苓、炙甘草、生姜、大枣、泽泻、木香等。脾阳虚，统血无力，血液外溢，而见血证之呕血者，当温经摄血，予以柏叶汤治疗，常用药物有侧柏叶、艾叶、炮姜、童便；若见血证之便血，当健脾温中、养血止血，予以黄土汤治疗，常用药物有灶心土、炮姜、白术、附子、炙甘草、地黄、阿胶、黄芩、白及、乌贼骨、三七。脾阳虚弱，饮留胃肠，清阳不升，聚而为痰饮者，当温脾化饮，予以苓桂术甘汤合小半夏加茯苓汤加减治疗，常用药物有桂枝、白术、茯苓、半夏、生姜、甘草等。中阳亏虚，温煦乏力，运化失司，发为虚劳者，当温中健脾，予以附子理中汤治疗，常用药物有党参、白术、附子、干姜、甘草等。

（二）西医认识

【概述】

脾阳虚又名脾阳不振，中阳不振，脾胃阳虚。西医或能理解为胃肠运动功能紊乱、血供失调。

【与胃肠疾病的关系】

本证在消化科临床表现为反酸、呃逆、嗳气、便秘，偶有呕血、黑粪。

【治法与方药】

中医对于本证的治则为温中健脾、和胃止痛。西医常采取的治疗策略包括：①排查和根除幽门螺杆菌感染；②改善微循环；③去除心血管病因及其相关医源性原因；④对于便秘者，调整饮食习惯，应用促胃肠动力药物，如 5-HT_4 受体激动药或胆碱酯酶抑制药等。

十七、脾不统血证

（一）中医认识

【概述】

脾为后天之本，能统摄血液的运行。脾统血的功能以脾气为之主。

脾不统血是气不摄血的病理反映，临床上具有脾气虚、出血和血虚的病理改变。凡饮食不节，或过服消导克伐之剂，以及情志失和，思虑太过，或禀赋素虚，或过于劳倦，或久病失养，皆可损伤脾气，进而使脾气统摄血液的功能减退，导致出血。脾气虚不能统摄血液，可出现吐血、便血、尿血、月经淋漓不断或忽然大下、月经过多、紫斑等各种慢性出血现象。

【与脾胃病证的关系】

脾气虚，统血无权，血液外溢，随胃气上逆，可见吐血；血溢肠中，可见便血；久病体虚，病邪由肾及脾，脾虚不能摄血，可见血淋。

【治法与方药】

脾气虚，统血无权，血液外溢，导致吐血、便血、血淋者，当健脾益气摄血，予以归脾汤治疗，常用药物有白术、当归、茯苓、黄芪、龙眼肉、远志、酸枣仁、木香、甘草、人参、生姜、大枣。

（二）西医认识

【概述】

中医所说的脾不统血证，对应西医临床的胃肠道出血性疾病（呕血、黑粪），以及胃肠道疾病合并其他系统和器官出血性表现（不规则子宫出血、鼻衄、紫癜等）的一类疾病。

【与胃肠疾病的关系】

脾不统血证在胃肠道疾病的临床表现就是各种原因的消化道出血。

【治法与方药】

中医对于本证的治则是健脾益气摄血。西医常根据消化道出血的不同部位及病因采用药物治疗。对于胃酸所及范围的出血，抑酸药物的应用是首要治疗措施，抑酸治疗的目标是每天出血黏膜表面的 pH 升高至 6 以上的时间超过 20 小时（血小板在血管外保持结构和功能完整，启动血管外凝血机制）。另外，合并幽门螺杆菌感染的胃和十二指肠部位的出血患者，根除幽门螺杆菌治疗可以明显降低再出血的发生率；对于肠道出血，个体化进行抗感染治疗，降低炎症反应程度；对于血管发育不良可能为出血病因的患者，应用干预血管增长调控的活性药物。

第五章 脏腑兼证

一、心脾两虚证

（一）中医认识

【概述】

心居胸中，两肺之间，外有心包护卫，主血脉，藏神志。脾位于腹中，在膈之下，与胃相连，主运化，统摄血液。心与脾之间，心主血而脾生血，心主行血而脾主统血。

心脾两虚证，又称心脾气血两虚证，指脾气亏虚，心血不足。多因久病失调，思虑过度；或因饮食不节，损伤脾胃，生化不足；或慢性失血，血亏气耗，渐致心脾气血两虚。心脾两虚证主要表现为心悸怔忡、健忘、失眠等心血虚的症状，而脾的病理方面主要为脾气虚的证候，即食欲减退、腹胀便溏、神疲乏力等，也可出现眩晕、皮下出血、月经量少色淡、淋漓不尽等气血不足，气不摄血的证候，舌脉多为舌淡嫩、脉细弱。

【与脾胃病证的关系】

心主神明，神劳伤心；脾主肌肉，身劳伤脾。劳欲过度，可致心、脾气血损伤，气虚不能摄血，血溢脉外而成衄血、吐血、便血、紫斑；忧郁思虑，积思不解，所欲不遂等劳伤心脾，易使心失所养，脾失健运，心脾损伤，气血亏虚而成虚劳。孕后阴血养胎，营阴不足，如劳伤心脾，营血暗耗，发为妊娠期贫血；产后脾不生血，气血不足，无以养心，神明不守可致产后抑郁、焦虑；心脾两虚，神不守舍，发为妇人脏躁；气虚则清阳不升，血虚则清窍失养，气血亏虚，心神失养，发为眩晕、心悸、不寐、健忘、自汗盗汗；癫证日久，脾失健运，生化乏源，气血亏虚，心神失养；痫病日久，耗伤气血，心脾两伤，心神失养；心脾两虚，气虚神浮，气不摄精，可见遗精。

【治法与方药】

心脾两虚，气不摄血，血溢脉外所致的衄血、吐血、便血、紫斑，当补气摄血，予归脾汤加减，常用药物党参、茯苓、白术、甘草、当归、黄芪、酸枣仁、远志、龙眼肉、木香、仙鹤草、棕榈炭、地榆炭、蒲黄、紫草、槐花、阿胶、乌贼骨、白及。心脾两虚，气血不足所致的虚劳，治宜健脾益气、养血宁心，予四君子汤合养心汤加减，常用药物人参、茯苓、白术、黄芪、炙甘草、扁豆、五味子、当归、川芎、柏子仁、酸枣仁、远志、肉桂、半夏曲。心脾两虚所致的产后抑郁和妇人脏躁治宜以健脾养心，益气养血，以归脾汤合甘麦大枣汤，常用药物有龙眼肉、当归、黄芪、远志、白术、党参、茯苓、小麦等。气血亏虚，清阳不升，脑失所养，可见眩晕、心悸、不寐、健忘、自汗盗汗，治以补益气血、调养心脾，方用归脾汤加减，常用药物有党参、白术、黄芪、当归、熟地、龙眼肉、远志、炒扁豆、茯苓、酸枣仁等。癫证日久，脾失健运，生化乏源，气血亏虚，心神失养，治以健脾益气、养心安神，方用养心汤合越鞠丸加减，常用药物有人参、黄芪、甘草、香附、神曲、苍术、茯苓、当归、川芎、远志、柏子仁、酸枣仁、五味子等。痫病日久，耗伤气血，心脾两伤，心神失养，治以补益气血、健脾宁心，方用六君子汤合归脾汤加减，常用药物有人参、茯苓、白术、炙甘草、陈皮、半夏、当归、丹参、熟地、酸枣仁、远志、五味子等。心脾两虚，气虚神浮，气不摄精，可见遗精，治以调补心脾、益气摄精，方用妙香散加减，常用药物有人参、黄芪、山药、茯神、远志、木香、桔梗、升麻等。

（二）西医认识

【概述】

中医认为心脏位居两肺之间，外面是心包。主管血脉，藏神志。除西医理解的主管血液循环外，还有掌控神志和认知的功能。中医脾主宰体液途径调控的物质基础，调控功能的实现，靠血液流动来承载，靠神志指明方向。

中医的心脾两虚证，又称心脾气血两虚证，指脾气亏虚，心血不足。结合对中医心和脾功能的理解，西医临床实践中对应的临床表现就包括：心悸、健忘、失眠，眩晕、出血性疾病表现，以及食欲减退、腹胀、消化不良、稀便、乏力等。

【与胃肠疾病的关系】

血液循环和凝血功能失调，以及胃肠功能紊乱、消化吸收不良、胃肠道黏膜受损同时存在，互为病因，就是“心脾两虚证”在西医胃肠病专业观察到的临床表现。包括出血性疾病状态，消化道出血的呕血和黑粪，其他如鼻衄、月经不调等。可伴有忧虑、劳心、神志紊乱，以及乏力、疲倦等症状。西医对心脾两虚证病理生理学机制的理解是：一方面，血液循环问题（失血、凝血机制紊乱、血管因素）造成的胃肠道黏膜微循环紊乱，黏膜生理功能的抗感染、防御和修复功能受损，进而出现功能或器质性问题；另一方面，胃肠道疾病（如慢性肝病）凝血酶和纤维蛋白原合成减少，维生素 k 等凝血功能依赖的物质和造血依赖的物质等来源不足，影响血液循环、凝血等功能的状态，促发包括胃肠道在内的全身健康问题。

【治法与方药】

针对该证的出血证候，中医用补气摄血治法；针对腹胀、乏力和疲劳，中医用健脾益气，养血宁心治法；对于合并血液循环及消化功能异常的心脾两虚证，如产后抑郁和妇女胃肠功能紊乱，中医用健脾养心，益气养血治法。西医治疗原则是治疗原发病的基础上，对于消化道出血，使用消化专科药物（如上消化道出血，使用抑酸药；下消化道黏膜出血，采用抗感染、抗炎症等）。同时，稳固凝血机制，照顾体循环和凝血机制稳态，补充必需的营养成分也是必要的。

二、肝郁脾虚证

（一）中医认识

【概述】

肝胆紧邻膈下，与脾胃相依。肝属木，脾属土，肝主疏泄，脾主运化；肝主藏血，脾主生血统血。生理上，两者表现为木能疏土、土能养木的平衡协调，即疏泄与运化的相互为用、藏血与统血的相互协调。病理上，两者表现为肝气郁滞、横克脾土的“木郁乘土”和脾失健运、致肝失疏泄的“土虚木乘”。

肝郁脾虚，又称肝脾不调、肝脾不和，三者同实而异名。多由情志不遂，郁怒伤肝，肝失疏泄，气机郁滞而横逆乘脾，脾失健运，《金匮要略·脏腑经络先后病脉证篇》曰：“见肝之病，知肝传脾，当先实脾”；或饮食不节、劳倦太过，损伤脾气，脾失健运，湿壅木郁，肝失疏泄而成。清·尤怡在《金匮要略心典》说：“盖脏病惟虚者受之，而实者不受；脏邪惟实则能传，而虚则不传”，可见肝郁和脾虚是相互作用、相互影响的。肝郁脾虚一方面表现为胸胁胀满窜痛，善太息，情志抑郁，或急躁易怒等肝气不舒的症状；一方面表现为食少，腹胀，肠鸣矢气，便溏不爽，或腹痛欲便、泻后痛减等脾失健运的症状，舌脉常见舌苔白或腻，脉弦或缓。

【与脾胃病证的关系】

肝气郁滞，脾运虚弱，湿聚而水停，气滞、湿阻而成鼓胀，其腹胀按之不坚，胁痛或满，饮食减少，食后胀甚。诚如明·李梴《医学入门·鼓胀》所言："凡胀初起是气，久则成水"。胃者水谷之海，主受纳、腐熟水谷，以降为顺，脾主运化、转输精微，以升为健。李中梓云："不能食者病在胃，能食而不能化者病在脾"，若肝郁日久，乘脾犯胃，胃纳不振，腐熟无力而致纳呆，脾虚失健运而致痞满。《素问·脏气法时论》曰："脾病者……虚则腹满肠鸣，飧泻食不化"。《素问·阴阳应象大论篇》曰："清气在下，则生飧泄；浊气在上，则生䐜胀，此阴阳反作，病之逆从也"。肝失条达，气机郁滞，横逆乘脾，气滞于中则腹痛，脾运无权，水谷下趋则成泄泻，表现泻必腹痛，泻后痛缓。《医方考》曰："泻责之脾，痛责之肝；肝责之实，脾责之虚，脾虚肝实，故令痛泻。"黄疸消退后，因肝脾气血未复，若肝脾不调，疏运失职，则会出现反复。

【治法与方药】

肝郁气滞，脾运不健，气滞湿阻所致的鼓胀者，当疏肝理气、运脾化湿，予以柴胡舒肝散合胃苓汤治疗，常用药物柴胡、枳壳、香附、川楝子、白芍、川芎、郁金、茯苓、苍术、陈皮、白术、肉桂、泽泻、猪苓、泽泻、厚朴、生姜、大枣、甘草。肝郁气滞，脾虚水湿不化，气滞湿阻，而致腹痛肠鸣，便溏不爽者，当疏肝解郁、理气化湿止痛，予以痛泻药方治疗。木郁乘土，脾虚肝实，气滞而腹痛，脾虚而为泻，所成之泄泻者，应补脾柔肝、化湿止泻，予以痛泻药方治疗，常用药物为陈皮、白术、白芍、甘草、防风。肝郁日久，乘脾犯胃，胃纳不振，腐熟无力所致之纳呆者，应疏肝解郁、健脾消食，予以越鞠保和丸治疗，常用药物有柴胡、枳壳、芍药、香附、川芎、陈皮、半夏、茯苓、连翘、焦三仙、莱菔子、甘草。黄疸消退后，肝脾不调，疏运失职者，当调和肝脾、理气助运，予以柴胡疏肝散或当归六君子汤加减治疗，常用药物有当归、白芍、柴胡、枳壳、香附、郁金、党参、白术、茯苓、山药、陈皮、山楂、麦芽等。

（二）西医认识

【概述】

中医对于肝脾功能的关系亦有系统的认识。肝主疏泄，在西医即是主管情绪反应和神经调控，脾收集来的机体调控所需的物质基础，由肝储备和调控。再去运化机体各个系统器官功能，脾的运化功能是处在肝管理之下实施的。

中医辨证中的肝郁脾虚、肝脾不调和肝脾不和，三者意义相同，是与西医精神心理和情绪反应异常引发胃肠道功能性和器质性疾病机制高度吻合的理论互通典范。本证在西医临床实践中的两大核心表现为焦虑抑郁的精神情绪反应异常和胃肠道功能紊乱。

【与胃肠疾病的关系】

中医关于肝脾功能相互影响的观察与西医视角高度吻合。精神心理情绪的反应与胃肠道疾病的临床特征有较好的相关性。激惹的情绪反应，伴随着胃肠道对有害刺激的痛苦体验增强。胃肠道功能（运动和分泌）呈现不协调性增强表现，如食管体部平滑肌无效蠕动增加、下食管括约肌松弛增多（胃食管反流）、胃酸分泌增加（消化性溃疡）、十二指肠蠕动增多、Oddi 括约肌松弛开放增加、消化间期腔内胆汁酸暴露增多（胆汁反流）、肠道蠕动增加（腹鸣、腹泻）等。反之亦然，抑制性情绪反应，往往伴随胃肠道感觉迟钝，运动和分泌等功能不协调性减弱。如贲门失弛缓、胃肠运动减弱，十二指肠淤滞、干便硬便等。

【治法与方药】

中医对本证的治则是疏肝理气、运脾化湿。西医针对本证临床表现的消化心身疾病进行治疗，除针对消化专科医师熟悉的专科用药外，也借助神经递质药物（即中枢神经药物或抗抑郁焦虑药）。这些药物主要影响 5-HT、去甲肾上腺素和 $D_3$3 类神经递质。在中枢神经系统共同管理心境、情绪、冲动、欲望、精力、兴趣、意愿、欲望、精神动力等，在外周神经参与内脏功能和血液循环功能调控，作用于整个神经系统，参与调控躯体和内脏痛反应敏感性。还通过神经内分泌和免疫等调控网络，参与全身炎症反应状态等病理生理学状态和过程的调节，对胃肠道的运动、分泌和感觉功能有直接和间接的调控作用。

神经递质药物对于中枢神经系统功能状态异常的治疗作用机制是通过抑制神经递质的再摄取，增加神经突触间隙内神经递质（5-HT、去甲肾上腺素等）的浓度，引发突触后膜相应受体的丰度和（或）功能状态重新调整，产生符合治疗目的的效应。这些神经递质受体蛋白需要经神经元合成和组装（包括细胞核内 DNA 复制 - 转录成 RNA- 翻译成蛋白 - 完成修饰 - 转运至突触膜 - 组装到适当的丰度）过程才能实现，因此常用抗抑郁药物的中位数效应起效时间为 2～6 周，8～10 周达到疗效平台期。然而，其外周作用，如胃肠道靶组织（如平滑肌、腺体），主要依赖神经递质的直接作用。故其胃肠道的治疗效应起效迅速，多在数日至 2 周起效，4 周即可达到效应平台期。

消化专科特色药物的剂量和疗程由临床治疗目标和作用机

制环节决定。消化专科常见的临床治疗目标有以下3种：①当精神心理问题是主要病因和关键的发病机制时，精神心理问题的治疗即是主要的治疗目标。这种情况应参照和遵循精神专科处置的指导规范，由精神专科医师明确诊断、详细评估病情、选择药物、制定疗程方案，消化专科医师在联络会诊基础上协助处置消化专科的问题。中枢神经药物的种类选择主要针对精神心理问题的适应证，兼顾避免或减少胃肠道的不良反应。疗效多呈剂量依赖性特征。疗程应遵循精神心理专科的指南和规范。足疗程（一般大于6个月）并在疗效巩固后逐渐撤药。②以消化专科的临床问题为就诊原因和主要处置目标，伴有精神心理和情绪异常问题，严重程度尚未达到精神心理专科疾病的诊断标准，精神心理问题不能被确认为临床主要问题和主要原始病因。药物种类的选择宜兼顾精神心理和胃肠道病理生理学环节的直接治疗机制。宜从小剂量开始应用，逐渐增加，至疗效满意。起效时间越长，需要巩固治疗和逐渐撤药的过程越长。对于起效迅速、疗效满意的病例，可参照消化专科常用药物的疗程管理。③没有可以诊断或识别的精神心理问题，但经规范的消化专科药物治疗不能取得满意的疗效，可尝试应用小剂量神经递质药物，药物的治疗作用机制推测为外周神经和（或）胃肠道靶器官或组织的直接作用。疗程管理可参照消化专科常用药物的应用规范。这类药物的应用在消化专科理论和实践的探索才刚刚开始。

在适应证方面，前一类临床问题宜选用能够安定情绪反应、具有抗惊恐和焦虑，兼有胆碱能拮抗从而稳定协调胃肠道功能的神经递质药物，如三环类抗抑郁药、某些选择性5-HT再摄取抑制药（如帕罗西丁、氟伏沙明等）、去甲肾上腺素和特异性5-HT抗抑郁药、去甲肾上腺素和5-HT再摄取抑制药（如度洛西汀），5-HT1a 受体激动药（如坦度螺酮等）。后一类临床问题可选用能够提升精神动力，上调胃肠道功能的抗抑郁药物，如某些选择性 5-HT 再摄取抑制药（如氟西汀、舍曲林、西酞普兰等）和去甲肾上腺素和 5-HT 再摄取抑制药（如文拉法辛），以及有类似作用的抗抑郁药物。

三、肺脾气虚证

（一）中医认识

【概述】

肺，位居胸中，左右各一，呈分叶状，质疏松。与心同居膈上，上连气管，通窍于鼻，与自然界之大气直接相通。与大肠、皮、毛、鼻等构成肺系统。五行属金，为阳中之阴脏。主气司呼吸，助心行血，通调水道。脾位于腹腔上部，膈膜之下，与胃以膜相连，“形如犬舌，状如鸡冠”，与胃、肉、唇、口等构成脾系统。主运化、统血，输布水谷精微，为气血生化之源，人体脏腑百骸皆赖脾以濡养，故有后天之本之称。

脾肺气虚证是脾气虚同时兼肺气虚的一种复合证候。或脾气先虚，脾病及肺而造成脾肺气虚证，或肺气先虚，肺病及脾而形成肺脾气虚证。前者临床表现以脾气虚为主，而后者则肺气不足的症状较为明显。脾肺气虚证主要表现为脾失健运，肺失宣降，水津不布，痰湿阻塞的病变。因是脏腑不足所成的虚证，故多由内伤所致。脾肺气虚证的临床表现可分为两组症状，一是肺气虚，临床可见咳喘日久、痰白而稀、胸闷气短、声低神疲、自汗、易感冒，一是脾气之不足，临床可见食少、脘胀、便溏、肢困，甚至面浮足肿，舌淡、苔白，脉细弱。

【与脾胃病证的关系】

六腑是以传化饮食物为其生理特点，其以降为顺，以通为用。大肠为六腑之一，职司传送糟粕，以排出体外。肺与大肠相表里，肺脾气虚，大肠传导无力，糟粕内停而致便秘。肺虚不能主气，脾虚不能健运，气不化津，痰饮蕴肺，肺气上逆，发为哮病。

【治法与方药】

肺脾气虚，肺与大肠相表里，肺燥肺热移于大肠，大肠传导失职而致便秘，脾虚运化失常，糟粕内停而致便秘者，当补气健脾、润肠通便，予以黄芪汤加减治疗，常用药物有黄芪、麻仁、白蜜、陈皮等。肺脾气虚，气不化津，痰饮蕴肺，肺气上逆，可见于哮病缓解期，当健脾益气、补土生金，予以六君子汤加减治疗，常用药物有党参、白术、山药、薏苡仁、茯苓、甘草、半夏、陈皮、五味子等。

（二）西医认识

【概述】

中医关于肺脏的解剖位置描述与西医相同，但功能上认为其与大肠、皮毛和鼻构成肺的功能系统，主管呼吸通气，协助心脏运行血液循环（与西医论述相通，即将氧气供给血红蛋白，由心脏推进的血液循环传送致全身组织），通调水道（通过与血液循环的关系，参与体循环相关的血流动力学调控）。中医脾脏的解剖与西医无明确对应关系，在功能层面对应整个消化系统的功能。

脾肺气虚证，在西医看来是消化系统功能紊乱与呼吸系统功能紊乱同时存在的病症。两系统疾病互为因果，互相影响。消化系统疾病致消化吸收功能降低，营养不良（如贫血、低蛋白血症、神经免疫抗炎功能减退），不同程度影响血流动力学、携氧能力及肺部的抗感染能力；食物过敏原与肺部自身免疫性疾病亦可能有关；胃肠动力紊乱（如胃食管反流病，前文述及脾虚会有反流、发酸、呃逆、嗳气等），肺部疾病是食管外病症的一部分；肠道感染可以通过血液循环、细菌移位致肺部感染，炎症介质可以引发肺部的炎症反应，肠道腐败菌发酵的硫化物等会引发器官平滑肌的运动紊乱等。反之，肺部疾病所致的血液成分（携氧量下降）和血流动力学改变（肺动脉高压 - 下腔静脉压力升高 - 门静脉压力升高 - 肝及胃肠道瘀血 - 肝对营养成分的处置能力下降、胃肠道消化吸收功能下降、感染率升高等）可直接或间接引发消化系统疾病；肠道环境产生的挥发物质通过肺宣泄受阻，会加重肠道运动和吸收功能的恶化等。

脾肺气虚证临床表现为消化系统和呼吸系统症状的叠加表现。包括慢性咳嗽、咳痰、喘、胸闷，声音低沉、沙哑，易感冒、出虚汗，食欲下降、上腹胀、大便稀薄、困倦乏力、颜面浮肿等。

【与胃肠疾病的关系】

呼吸系统疾病与消化系统疾病合并存在、互为因果的健康问题是消化专科常面临的挑战。如慢阻肺Ⅱ型呼吸衰竭合并胃肠道的症状：食欲减退、反流、嗳气、呃逆、消化性溃疡、上消化道出血、便秘、肝损伤、肺结核与肠结核等；消化道疾病也经常合并呼吸系统的问题，如肝硬化并发肺部感染、肺孢子菌肺炎、胃食管反流合并的呼吸道问题、上消化道出血合并肺部感染等。

【治法与方药】

中医针对本证的治则是补气健脾、润肠通便。近年来，随着我国炎性肠病发病率升高，不少国内中医大家正钻研和探讨宣肺化湿、理气健脾的治则，在结肠炎诊治临床实践中取得了很好的疗效。培土生金，通过健脾治疗肺结核的中医治法自古就有。西医对肺脾两虚证的治疗策略包括抗感染、调节免疫对抗炎症反应，常用药物有抗生素、免疫调节药物、肠道微生态制剂等；通过改善营养状况，增强呼吸系统和消化系统组织器官的修复能力，提升器官功能；针对呼吸道问题，还可应用化痰、止咳、呼吸中枢调节药物；针对消化道问题，调节胃肠动力、分泌等功能，对于便干、便秘者，进行各种润肠通便治疗等。

四、脾肾阳虚证

（一）中医认识

【概述】

脾位于人体中焦，横膈之下左侧腹腔内。脾的阴阳属性被称为“阴中之至阴”，在五行中属土。脾的主要生理功能为主运化，主升，主统血。脾与六腑中的胃相表里。其在体合肌肉，在窍为口，其华在唇，与自然界的长夏相通应。

肾位于腰部，腹腔之内，脊柱两旁，左右各一。肾在阴阳属性中被称为“阴中之阴”，在五行中属水。肾的主要生理功能为主藏精，促进生长、发育与生殖，主水，主纳气。肾与六腑中的膀胱相为表里。其在体为骨，在窍为耳及二阴，其华在发，与自然界冬气相互通应。

脾主运化，为后天之本，肾主藏精，为先天之本；脾主运化水液，肾主水。脾肾之间的关系主要表现在先天与后天关系及津液代谢方面。

脾肾阳虚证是指由于脾肾两脏阳虚、温化失职所表现的证候。多因久病，脾肾失于温养，或久泻久痢，脾病及肾，或阳虚水泛，肾病及脾所致。脾肾阳虚则不能腐熟水谷而下利清谷，甚则脾气下陷则滑脱不禁，肾主二便，肾阳虚故可见五更泄泻，下焦虚寒故少腹冷痛，肾虚则腰膝酸软无力。肾脏阳气虚亏，则气化不利而水无所主，又脾脏阳虚水无所制，故小便不利而肢体浮肿，甚则水聚腹中则腹胀如鼓。肾为先天之本，脾为后天之本，脾肾阳气虚衰则全身脏腑无以温养充实，气血无以滋生，故形寒肢冷、面色苍白。舌淡胖、苔白滑，脉沉微亦为阳虚阴盛的表现。

【与脾胃病证的关系】

脾肾阳虚，中阳不足，温煦失职，气不化津，聚湿成痰，久则其痰瘀交结，阻隔于食道，发为噎膈。素体脾阳亏虚，虚寒中生，渐致气血生成不足，不能温养；后久病肾阳不足，相火失于温煦，脏腑虚寒，失于温养，发为腹痛。《诸病源候论·腹痛诸候》曰：“久腹痛者，脏腑虚而有寒，连滞不歇，发作有时，发则肠鸣而腹绞痛，谓之寒中”。久病失治，脾胃受损，日久伤肾，脾失温煦，运化失职，水谷不化，积谷为滞，湿滞内生，遂成泄泻。《黄帝内经·素问·脏气法时论》曰："脾病者……虚则腹满肠鸣"。脾胃虚寒，化源不足，累及肾阳，关门不固，下痢滑脱不禁，发为痢疾。湿热留恋，脾肾两虚，膀胱气化无权，可见劳淋。脾肾虚衰，气化不利，浊邪壅盛，而致关格的危重病证。中阳素虚，脏气不足，脾肾阳虚，饮凌心肺，可见于痰饮之支饮。

【治法与方药】

脾肾阳虚，温煦失职，气不化津，聚湿成痰，久则痰瘀交结，阻隔于食道，发为噎膈者，当温补脾肾，予以补气运脾汤加减治疗，常用药物有黄芪、党参、白术、砂仁、茯苓、甘草、陈皮、半夏、生姜、大枣等。肾阳不足，相火失于温煦，脏腑虚寒，失于温养，发为腹痛者，当温中补虚、缓急止痛，予以小建中汤加减治疗，常用药物有桂枝、生姜、芍药、炙甘草、饴糖、大枣、党参、白术等。肾阳不足，脾失温煦，运化失职，水谷不化，积谷为滞，湿滞内生，遂成泄泻者，当温肾健脾、固涩止泻，予以四神丸加减治疗，常用药物有补骨脂、肉豆蔻、吴茱萸、五味子、附子、炮姜等。脾肾阳虚，关门不固，下痢滑脱不禁，发为痢疾者，当温补脾肾、收涩固托，予以桃花汤合真人养脏汤加减治疗，常用药物有人参、白术、干姜、肉桂、粳米、炙甘草、诃子、罂粟壳、肉豆蔻、赤石脂、当归、白芍、木香等。脾肾阳虚，脾虚运化失健，水湿内聚，肾关开阖不利，水湿不化，水湿停聚，发为鼓胀、水肿之阴水、癃闭者，当温补脾肾、化气利水，予以附子理苓汤或济生肾气丸加减治疗，常用药物有附子、干姜、人参、白术、鹿角片、葫芦巴、茯苓、泽泻、车前子等。湿热留恋，脾肾两虚，膀胱气化无权，可见劳淋者，当补脾益肾，予以无比山药丸治疗，常用药物有党参、黄芪、怀山药、链子、茯苓、泽泻、薏苡仁、白扁豆、山茱萸、菟丝子、芡实、煅牡蛎等。脾肾阳虚，湿浊内聚，可损及多个脏器，多见于水肿、淋证、癃闭的晚期，形成关格者，当温补脾肾、化湿降浊，予以温脾汤合吴茱萸汤加减治疗，常用药物有附子、干姜、淫羊藿、人参、白术、茯苓、半夏、陈皮、大黄、吴茱萸、生姜等。脾肾阳虚，饮凌心肺的支饮者，当温补脾肾、以化水饮，予以金匮肾气丸合苓桂术甘汤治疗，常用药物有桂枝、附子、黄芪、山药、白术、炙甘草、紫苏子、干姜、款冬花、沉香、补骨脂、山萸肉等。

（二）西医认识

【概述】

在西医看来，消化系统收集来的营养物质和活性体液调控物质是靠体液循环运输到全身器官组织而发挥生理功能。肾代表的水液排泄系统是血液循环的重要管理系统。对于中医脾运化功能的实现，肾是主要的功能管理机制之一。另外，中医肾是先天之本，西医理解似乎还有机体体质及防御和修复的功能（合成代谢、防御修复）。中医的“胃化腐”，西医可理解为胃肠道对食物的消化和吸收。消化道的分泌功能也受体液因素的影响，体液因素（如基础有效血循环量及渗透压等）的调节属于肾的功能范畴。换言之，“肾主水”，水的吸收来源于胃肠道，维系体液平衡、血液胶体渗透压的物质来源于消化吸收，从此种意义上讲，胃肠道对肾功能的维护至关重要。

西医理解脾肾阳虚证的要点就是中医脾和肾两大系统功能紊乱互为因果、同时出现疾病状态的临床问题，可由各种慢性病因导致。临床可出现食欲减退、纳差、稀便、贫血、四肢末梢循环不良等。

【与胃肠疾病的关系】

脾肾阳虚证患者临床可见吞咽困难、腹痛、稀便、腹泻，合并感染时会出现黏液、血便。慢性肾病引发的贫血及胃肠道功能紊乱、慢性消化道疾病引发的营养不良等均为常见病因。

【治法与方药】

中医对本证的治则为温补脾肾。西医常注重确诊西医理解的病因，处理原发病，纠正营养不良及贫血，维系体液循环稳态，针对并发症进行抗感染治疗等。

五、肝肾阴虚证

（一）中医认识

【概述】

肝位于腹部，横膈之下，右胁之内。肝的阴阳属性为“阴中之阳”，在五行中属木。肝的主要生理功能为主疏泄，主藏血。肝与六腑中的胆相为表里。肾位于腰部，腹腔之内，脊柱两旁，左右各一。肾在阴阳属性中被称为“阴中之阴”，在五行中属水。肾的主要生理功能为主藏精，促进生长、发育与生殖，主水，主纳气。

肝藏血，肾藏精，精血可以互生；肝属木，肾属水，水可以生木。肝肾之间的关系极为密切，故有“肝肾同源”“精血同源”“乙癸同源”之说。肝主疏泄，肾主封藏，两者对立统一、相反相成，故肝肾之间的关系主要表现在肝肾同源及藏泄互用关系方面。

肝肾阴虚证是指肝肾两脏阴液亏虚，虚热内扰所表现的证候，多因久病失调、情志化火、房事太过等耗伤精血，或温热病后期肝肾阴亏所致。临床上主要表现为头晕目眩、健忘耳鸣、失眠多梦、咽干口燥、腰膝酸软、胁痛、五心烦热、颧红盗汗、男子遗精、女子月经量少或闭经、舌红少苔、脉细数。肝肾阴虚，虚火上扰，头目失于阴精的滋养，故见头晕目眩、耳鸣健忘、口燥咽干；肝脉布于两胁，肝阴不足，肝脉失养，故见胁痛；阴虚内热，虚火上扰，故五心烦热、盗汗颧红、失眠多梦、男子遗精；冲任隶属于肝肾，肝肾阴伤，冲任空虚，故月经量少或闭经。

【与脾胃病证的关系】

肝肾阴亏，精血耗伤，肝络失养，则致胁痛。《景岳全书·胁痛》曰：“凡房劳过度，肾虚羸弱之人，多有胸胁间隐隐作痛，此肝肾精虚”。肝肾阴虚，肾阴既损，阳无以化，水津失布，阴虚水停，发为鼓胀。

【治法与方药】

肝肾阴亏，精血耗伤，肝络失养，则致胁痛者，当养阴柔肝，予以一贯煎加减治疗，常用药物有生地、枸杞、黄精、沙参、麦冬、当归、白芍、炙甘草、川楝子、元胡等。肝肾阴虚，肾阴既损，阳无以化，水津失布，阴虚水停，发为鼓胀者，当滋肾柔肝、养阴利水，予以六味地黄丸合一贯煎加减治疗，常用药物有沙参、麦冬、生地、山萸肉、枸杞子、楮实子、猪苓、茯苓、泽泻、玉米须等。

（二）西医认识

【概述】

肝和肾的中医脏腑理论及西医理解请见前文叙述。中医肝收藏消化道来源的血液成分，释放至血液循环，肾保留其精华，供给机体防御和修复；肝掌管精神神经（及内分泌）调控方向，肾收集神经管理的成果，并以管理体液环境的方式完善机体的需要，反过来也影响肝主疏泄的功能。中医的肝肾关系，在西医看来，包括精神心理和情绪问题，以及体循环支持的防御和修复机制。

中医的肝肾阴虚证，临床表现为头晕、眩晕、健忘、耳鸣、失眠、多梦、咽干、口燥、季肋部痛、生殖系统功能障碍等。

【与胃肠疾病的关系】

本证在消化系统的表现是季肋部痛、食欲减退、上腹痛、腹胀和便秘，同时有精神萎靡、乏力、困倦、浅睡眠等。

【治法与方药】

中医对于本证的治则为养阴柔肝。西医治疗注重调节患者生活节奏和饮食起居行为。针对消化道的症状，经验性给予促胃肠动力药、随餐服用消化酶制剂，对于有适应证的患者酌情给予抗抑郁（短期配合镇静药物）治疗。

六、饮留胃肠证

（一）中医认识

【概述】

痰饮是人体水液代谢障碍所形成的病理产物。一般以较为清稀的称为饮，饮的流动性较大，可停留于人体脏器组织的间隙或疏松部位，因其停留的部位不同而表现各异。广义的痰饮包括痰饮、悬饮、溢饮、支饮四类，是诸饮的总称；狭义的痰饮则是指饮停胃肠之证，饮邪停留于胃肠，阻滞气机，胃失和降引发“痰饮”。饮邪形成之后，又能作用于人体，干扰正常功能，可加重病理变化，或引起新的病变发生。

饮留胃肠证多因外感六淫，或七情内伤，或饮食不节等，导致脏腑功能失调，气化不利，水液代谢障碍，饮邪停留胃肠所致。由于肺、脾、肾及三焦对水液代谢作用重要，故饮邪的形成多与肺、脾、肾及三焦的功能失常密切相关。临床上可见泛吐清水、，脘腹痞胀、纳呆纳差、腹部振水音、眩晕等。

【与脾胃病证的关系】

《黄帝内经·素问·经脉别论》描述正常的水液代谢过程为“饮入于胃，游溢精气，上输于脾，脾气散精，上归于肺，通调水道，下输膀胱，水精四布，五经并行”，若水饮运化失常，久郁化热，而致饮留胃肠。

【治法与方药】

水饮停留于肠胃，郁而化热，而致饮留胃肠证者，当攻逐水饮，予以甘遂半夏汤或己椒苈黄丸加减治疗，常用药物有甘遂、半夏、白芍、甘草、大黄、葶苈子、防己等。

（二）西医认识

【概述】

中医认为痰饮是人体水液代谢障碍形成的病理产物，可停留于人体脏器组织的间隙或疏松部位，根据可加重病理变化，或引起新的病变发生。根据中医理论的描述，痰饮在西医视角，似能理解为区域循环不畅、运动不利，所致组织液或体腔液体量有所增加，促发或伴发相关器官功能性或器质性疾病。

饮留胃肠证可理解为胃肠道运动功能降低，分泌功能相对正常，但排泄不畅，或有血浆渗透压降低，组织液量增加的病理生理机制参与。临床症状表现为泛酸、腹胀痛、纳差、食欲减退、腹鸣、振水音、眩晕等。

【与胃肠疾病的关系】

临床上类似饮留胃肠证表现的胃肠道疾病状态，多有内分泌代谢紊乱、营养障碍及精神心理病因参与发病机制。表现为胃肠运动功能减退及消化效率降低。出现食欲减退、纳差、营养不良、粪便稀薄、黏滞等。

【治法与方药】

中医对本证的治则为攻逐水饮。西医多注重寻找西医认知的病因，从而对应治疗。本证常见的病因有甲状腺功能减退、糖尿病、肾上腺皮质功能减退、慢性贫血、营养不良、电解质紊乱、慢性血液系统疾病等。除针对性治疗外，一般治疗包括改善营养、促进胃肠运动，适时应用促胃肠动力药、消化酶制剂、肠道微生态制剂等；有适应证的患者可配合使用小剂量抗抑郁药物；在充分支持体循环运行的措施下，短期适量使用利尿药等。

七、脾胃虚弱证

（一）中医认识

【概述】

因脾气虚损引起的脾生理功能失常的一系列病理现象及病证。包括脾气虚、脾阳虚、中气下陷、脾不统血、胃气虚等证型。脾为后天之本，是机体气机升降之枢纽，气血生化之源，胃主受纳，脾有运化、输布水谷精微和水液及统摄血液等作用。脾胃虚弱则气血运化失常，可出现营养障碍，水液失于布散而生湿酿痰，或发生失血等症。

脾胃虚弱证多因饮食失调，劳逸失度，或久病体虚所引起。临床可见纳差纳呆，脘腹胀满，食后胀甚，大便稀溏，肢体倦怠，神疲乏力，少气懒言，形体消瘦，或肥胖、浮肿，面色淡黄或萎黄，或肛门重坠、久泻不止甚或脱肛，小便浑浊，头晕目眩，面白无华，或见各种慢性出血等。

【与脾胃病证的关系】

脑为髓海，依赖于肝肾精血和脾胃精微物质的充养，脾为后天之本，气血生化之源，精微物质不能荣养于脑窍，则会出现头痛。《黄帝内经·素问·痿论》曰："治痿独取阳明"，脾胃虚弱，运化无力，经脉痹阻而为痿证。虫积食滞所致脾土虚弱，水谷不能运化，气血不足，肌肤失养，以至于肌肤萎黄，无光泽。此外，失血过多，或大病之后，血亏气耗，肌肤失养亦可发为萎黄。

【治法与方药】

脾胃虚弱，气血亏虚，不能上荣于脑窍而致血虚头痛者，当养血滋阴、和络止痛，予以加味四物汤加减治疗，常用药物有当归、生地、白芍、首乌、川芎、菊花、蔓荆子、五味子、远志、酸枣仁等。脾胃虚弱，生化乏源，筋脉失养而见痿证者，当补中益气、健脾生清，予以参苓白术散合补中益气汤加减治疗，常用药物有人参、白术、茯苓、甘草、砂仁、陈皮、桔梗、扁豆、山药、莲子肉、薏苡仁等。脾虚失运，气血不足，或失血过多，所致萎黄者，当调理脾胃、益气补血，予以黄芪建中汤或人参养营汤加减治疗，常用药物有黄芪、党参、白术、当归、白芍、熟地、阿胶、桂枝、砂仁、炙甘草等。

（二）西医认识

【概述】

中医辨证中的脾胃虚弱证包括脾气虚、脾阳虚、中气下陷、脾不统血、胃气虚等证型。西医理解为，脾气虚或致胃肠运动和吸收功能减退；脾阳虚预示胃肠运动和分泌功能减退；中气下陷或包括腹部脏器支撑结构松弛及胃肠运动紊乱；脾不统血也许是胃肠道吸收不利，营养要素缺乏，支持血液循环、凝血等功能受损；胃气虚或包括肠道运动和消化吸收功能下降等。

中医认为脾胃虚弱证多因饮食失调、过度劳倦及体质虚弱引发。临床表现为食欲下降、纳差、腹胀、餐后饱胀、稀便、肛门坠胀、排便不尽感等，可伴有乏力、精神萎靡、肥胖、浮肿等。

【与胃肠疾病的关系】

中医五行藏象理论中没有单独对脑的论述。中医认为脑为髓海，主神明，通过心分治于五脏。脾胃虚弱证与包括脾在内的所有脏腑系统均有关联，与脑功能亦相连。胃肠功能状态不佳，会引发全身各系统问题，反之亦然，脾胃虚弱证时的胃肠功能紊乱也会引发全身各系统功能性或器质性疾病的表现。

【治法与方药】

中医对于本证的治则为养血滋阴、和络止痛。西医同样注意到机体其他系统的疾病可以引发消化系统的功能异常或疾病表现，也注重排查全身系统性及局限性病因。在此，笔者推荐一套具有实用价值的排查策略。就疾病的病因和发病机制分类，机体的疾病无外乎以下几类：①炎症反应类：可以从外周血常规检查、C 反应蛋白、红细胞沉降率等较客观的炎症反应指标，探知机体内是否存在炎症反应。如存在炎症反应，应排查炎症反应为感染性（病原微生物）、自身免疫性（自身免疫抗体、补体、淋巴细胞亚群等），抑或是坏死吸收性（组织损伤释放的酶类，如乳酸脱氢酶；血管因素，如 D- 二聚体等）。②肿瘤：糖蛋白指标及影像学排查。③系统性病因：内分泌、代谢及血液系统（较为隐匿的是浆细胞系统疾病）。④精神心理因素：西医对于脾胃虚弱的处置，除排查病因对应治疗外，对症处理的消化专科用药策略同前文相关章节的叙述。

第六章　其他辨证

一、寒热错杂证

（一）中医认识

【概述】

寒热是辨别疾病性质的 2 个纲领，疾病的性质不只为寒与热，但《黄帝内经·素问》阴阳应象大论篇曰：“水火者，阴阳之征兆也”；《景岳全书》曰：“寒热者，阴阳之化也”；《类经·疾病类》曰：“水火失其和，则为寒与热”。由于寒热较突出地反映了疾病中机体阴阳的偏盛偏衰、病邪属性的属阴属阳，而阴阳是决定疾病性质的根本。阳邪致病使机体阳气偏盛而阴液受伤，表现为热证；阴邪致病容易导致机体阴气偏盛而阳气受损，表现为寒证。

寒热错杂证指疾病某一阶段，机体同时出现寒热性质相反的证候，是机体脏腑阴阳失调的结果。与脏腑生理病理、个人体质及感邪因素有关，因脏腑生理病理属性、感邪的兼挟、体质等的差异，病程中有寒热夹杂，表寒里热，或热邪未去而阳气已衰，或寒热互结等不同见证者。临床中有上见泛饮纳减之寒证，下见肠毒痢疾之热证的上寒下热证；有发热头晕、胸痞不适、上吐下泻的阴寒内盛兼外感风热证；还有长期发热、朝盛暮衰、头额干灼、两足不温、汗少神倦、口渴多饮、小便清长的邪热炽盛、阳气虚寒证。

【与脾胃病证的关系】

脾胃居于中焦，为气升降开阖之枢纽，若升降失常，日久多见寒热错杂之痞证；脾胃虚弱，同时兼有肾阳虚衰不甚者，泄泻日久而见寒热错杂之久泻。

【治法与方药】

脾胃中焦升降失常，日久脾胃虚弱，多形成寒热错杂之痞证，当辛开苦降、甘温并补，予以半夏泻心汤加减治疗，常用药物有半夏、黄芩、黄连、干姜、人参、炙甘草、大枣等。脾虚，肾阳虚衰不甚，所成寒热错杂的久泻者，当温肠清热，予以乌梅丸加减治疗，常用药物有乌梅、细辛、肉桂、黄连、黄柏、当归、人参、花椒、干姜、附子等。

（二）西医认识

【概述】

中医关于寒热错杂证的辨证经典医学哲学思想精妙体现。寒证集结了负性致病因素（寒冷、阴暗等特征）、器官系统功能下降、机体反映负面的特征；热证注重激烈伤害性因素（激烈、物理热性）、器官功能不协调增强、机体反应过激（如发热）的矫枉过当、偏激的特征。

寒热错杂证是指在病程的不同时期，疾病的表现（或内因本质）在不同层面、不同角度观察，探知的属性为寒热交替、交织、混杂等。

常见的寒热错杂证的临床表现有：上消化道反流、纳差（属寒证表象）；下消化道表现为菌痢发热；有发热、头晕，似乎为热证表现，却同时有上吐下泻的阴寒证表现等。

【与胃肠疾病的关系】

寒热错杂证在胃肠道的反应表现为胃肠道不同部位的功能状态不一致。

【治法与方药】

中医对本证的治则为辛开苦降、甘温并补。西医则在对病因治疗的基础上，细致分析胃肠道各阶段的功能特点，选择合适的药物治疗。

二、气滞血瘀证

（一）中医认识

【概述】

肝在胁下，胆附于肝，肝胆有经脉络属而互为表里。肝脉起于足大趾，上行环阴器，过少腹，挟胃，属肝络胆，贯膈布胁肋，连目系，上巅顶。肝藏血，主疏泄；脾统血，主运化，为后天之本，脾的功能以脾的阳气为之主。生理上，肝与脾相互作用。病理上，肝脾失调，藏血与统血失职，气血涩滞。

气滞血瘀证，是指肝郁血瘀所表现的证候。多由情志不舒，或外邪侵袭引起肝气久郁不解所致。湿邪困脾，肝气郁结，瘀血内阻，胆道不通，胆汁外溢，可见黄疸。久病不愈，气滞血瘀，伤及肝脾，可见癥积。

【与脾胃病证的关系】

湿邪困脾，壅塞肝胆，肝之疏泄功能失常，瘀血内阻，胆道不通，胆汁外溢，则成血瘀肝郁之阴黄。《黄帝内经·灵枢·百病始生》曰："卒然外中于寒，若内伤于忧怒，则气上逆，气上逆则六俞不通，温气不行，凝血蕴裹而不散，津液涩渗，著而不去，而积皆成矣"。内外合邪，肝脾不调，气血凝滞而为积证。

【治法与方药】

湿邪困脾，壅塞肝胆，肝之疏泄功能失常，瘀血内阻，胆道不通，胆汁外溢，则成血瘀肝郁之黄疸者，当疏肝理气、活血化瘀，予以逍遥散合鳖甲煎丸加减治疗，常用药物有当归、赤芍、柴胡、茯苓、白术、甘草、生姜、薄荷、鳖甲、庶虫、厚朴、牡丹皮、黄芩等。内外合邪，肝脾不调，气滞血阻而为积证者，当理气消积、活血散瘀，予以柴胡疏肝散合失笑散加减治疗，常用药物有柴胡、赤芍、枳壳、甘草、五灵脂、蒲黄。

（二）西医认识

【概述】

中医关于气滞血瘀证的辨证主要涉及肝胆和脾。中医关于肝胆和脾的脏腑理论及西医的理解前文已有叙述。气滞血瘀证，中医认为是肝藏血与脾统血的功能不协调所致。在西医临床上，本证多因精神心理问题和情绪应激，导致相关大脑区域的皮层神经功能紊乱，通过内脏神经（迷走神经、外周交感神经和副交感神经）的功能，也通过内分泌和体液途径影响胃肠道的功能，也可影响血液循环系统，出现胃肠道结构和功能的血液循环等状态改变；消化道来源的病原微生物或肠道环境产物引流至肝，引发肝胆功能损伤或紊乱；十二指肠局部功能性或器质性问题引发胆道和胰腺的疾病状态；临床出现一系列反映消化系统及精神心理和神经系统功能紊乱的表现。

【与胃肠疾病的关系】

气滞血瘀证在西医临床上的表现包括胆道相关问题、消化不良相关症状等。

【治法与方药】

中医对本证的治则是疏肝理气、活血化瘀。西医治疗原则是排查和处理胆道梗阻和感染，调节胃肠运动，利胆，助消化。有适应证的患者可小剂量使用抗抑郁药物（三环类或选择性5-HT 再摄取抑制药等）。

三、瘀血内结证

（一）中医认识

【概述】

肝胆紧邻膈下，与脾胃相依。肝属木，脾属土，肝主疏泄，脾主运化；肝主藏血，脾主生血统血。生理上，两者表现为木能疏土、土能养木的平衡协调，即疏泄与运化的相互为用、藏血与统血的相互协调。病理上，两者表现为肝气郁滞、横克脾土的“木郁乘土”和脾失健运、致肝失疏泄的“土虚木乘”。

胃为多气多血之腑；肝为藏血之脏，喜条达而恶抑郁。若肝失条达，气机不利，则血液运行不畅，气阻络痹而致胁痛。肝伤气滞日久，则致血脉瘀滞或津液停聚成痰，气、血、痰凝滞，肝脾肾俱损，迁延日久而成鼓胀。

【与脾胃病证的关系】

《杂病源流犀烛·肝病源流》曰：“由恶血停留于肝，居于胁下，以致胠胁肋痛，按之则痛益甚”，日久瘀血内停，阻塞脉络，脉络不通，以致胁痛；血脉瘀滞迁延不愈，肝脾肾俱损，气血水互结，日久而成鼓胀。

【治法与方药】

脾胃运化失常，日久瘀血内停，阻塞脉络，脉络不通，以致胁痛者，当祛瘀通络，予以血府逐瘀汤加减治疗，常用药物有当归、桃仁、红花、地黄、枳壳、甘草、赤芍、柴胡、川芎、桔梗、牛膝。血脉瘀滞迁延不愈，肝脾肾俱损，气血水互结，日久而成鼓胀者，当活血化瘀、行气利水，予以调营饮加减治疗，常用药物有赤芍、川芎、当归、莪术、延胡索、槟榔、丹参、大黄。

（二）西医认识

【概述】

肝胆和脾胃的中医脏腑理论及西医理解前文已叙述。西医对瘀血内结证的理解为肠道吸收不良，胃肠动力不畅，肠道环境恶化，引发消化道腹胀、产气多等症状的疾病状态。

【与胃肠疾病的关系】

主要表现为上腹痛、腹胀。临床上多见抑郁焦虑的精神心理病因。

【治法与方药】

中医对于本证的治则为祛瘀通络。西医治疗原则为排查和去除病因（如幽门螺杆菌感染、精神心理因素等）。胃肠道的针对性药物治疗有：适当使用抑酸药、促胃肠动力药、利胆药；随餐补充消化酶制剂；肠道微生态制剂有效，但注意疗程需>4 周。

四、瘀热互结证

（一）中医认识

【概述】

瘀热互结证是指瘀血与火热两种病理因素相互搏结所形成的一种特殊的病理状态。瘀热由外感六淫化热或温热之邪入侵，波及血分，导致热与血相互搏结而成；瘀血阻络，久郁酿热，亦可致瘀热相搏。

气为血之帅，血为气之母，胃气壅滞，气滞血瘀或久病入络，而致瘀血内停，多见胃脘隐痛，胸膈不舒，舌边有瘀斑，舌下脉络迂曲。

【与脾胃病证的关系】

脾气壅滞，胃火炽盛，热盛伤阴，或胃气壅滞，气滞血瘀，瘀血停滞，瘀血不去，新血不生，胃阴不足，出现胃脘隐痛。

【治法与方药】

脾气壅滞，胃火炽盛，热盛伤阴，或胃气壅滞，气滞血瘀，瘀血停滞，瘀血不去，新血不生，胃阴不足，出现胃脘隐痛，当养阴益胃止痛，予以益胃汤合芍药甘草汤加减治疗，常用药物有沙参、麦冬、生地、玉竹、芍药、甘草。

（二）西医认识

【概述】

瘀热互结证是指神经调控的平滑肌运动等运行机制紊乱，合并血液循环调节功能失调的临床病症。

【与胃肠疾病的关系】

上腹部痛、烧灼感等。

【治法与方药】

中医对本证的治则为养阴益胃止痛。西医的治疗原则为应用抑酸药（质子泵抑制药）、抗反流药（组胺 D_2 受体阻滞药、5-HT_4 受体激动药等）、肠道微生态制剂等。有幽门螺杆菌感染者予以根除治疗。

五、气滞湿阻证

（一）中医认识

【概述】

脾虚湿阻，影响肝主疏泄、主藏血，日久木郁克土，《金匮要略·脏腑经络先后病脉证篇》有云：“见肝之病，知肝传脾”。肝脾俱病，肝气郁滞，脾失健运，清阳不升，浊阴不降，水谷精微不能输布全身以奉养他脏，水湿亦不能转输以排泄体外，病延不愈，进而影响肾之开阖、肺之宣降、三焦之通调。《金匮要略心典》曰：“盖脏病惟虚者受之，而实者不受；脏邪惟实则能传，而虚则不传”，可见肝郁和脾虚是相互作用、相互影响的。肝郁脾虚一方面表现为胸胁胀满窜痛、善太息、情志抑郁，或急躁易怒等肝气不舒的症状；另一方面气机不畅而致水湿运化失常表现为食少、腹胀、肠鸣矢气、便溏不爽，或腹痛欲便、泻后痛减等脾失健运的症状，舌脉常见舌苔白或腻，脉弦或缓。

【与脾胃病证的关系】

肝气郁滞，脾运虚弱，湿聚而水停，导致气滞湿阻而成鼓胀，其腹胀按之不坚，胁痛或满，饮食减少，食后胀甚。诚如《医学入门·鼓胀》所言：“凡胀初起是气，久则成水”。

【治法与方药】

肝郁气滞，脾运不健，气滞湿阻所致的鼓胀者，当疏肝理气、运脾化湿，予以柴胡舒肝散合胃苓汤治疗，常用药物柴胡、枳壳、香附、川楝子、白芍、川芎、郁金、茯苓、苍术、陈皮、白术、肉桂、泽泻、猪苓、泽泻、厚朴、生姜、大枣、甘草。

（二）西医认识

【概述】

气滞湿阻证多见于肝主导的精神心理情绪因素影响了胃肠运动、分泌，以及感觉调控的内脏神经和体液途径的调控机制，从而引发胃肠功能紊乱。胃肠道症状表现为纳差、腹胀、肠鸣、胀气、排气多、粪便稀薄、情绪急躁、易怒、抑郁、喜叹气等。

【与胃肠疾病的关系】

本证以腹胀为主，餐后更甚，消化不良。

【治法与方药】

中医对于本证的治则为疏肝理气、运脾化湿。西医的治疗策略为：①应用胃肠动力调节药物；②随餐补充消化酶制剂或有帮助；③组胺 H_2 受体阻滞药可以抑制胃酸分泌，减轻胃部刺激和内脏高敏感，其对十二指肠黏膜的抗组胺抑制炎症作用或是其发挥对本证治疗作用的重要机制；④排查和处置小肠细菌过度生长对难治性病例有帮助；⑤一定疗程（>4 周）的肠道微生态制剂，或有疗效增益；⑥对于精神心理因素明显的患者，应用小剂量抗抑郁药物有显著疗效。

六、痰气交阻证

（一）中医认识

【概述】

脾位于腹腔上部，膈膜之下，与胃以膜相连。足太阴脾经起于足大趾内侧端（隐白穴），沿足内侧赤白肉际上行，经内踝前面（商丘穴），上小腿内侧，沿胫骨后缘上行，至内踝上八寸处（漏谷穴）走出足厥阴肝经前面，经膝股内侧前缘至冲门穴，进入腹部，属脾络胃，向上通过横膈，夹食管旁（络大包，会中府），连于舌根，散于舌下。分支：从胃部分出，向上通过横膈，于任脉的膻中穴处注入心中，与手少阴心经相接。脾主运化，为后天之本，脾的功能以脾的阳气为之主。

中阳不振，脾胃阳虚，脾伤则水湿失运，滋生痰浊，痰气相搏。其病机特点为中焦阳衰，里寒现象较为明显，临床表现除一般脾失健运等变化外，尚有明显的畏寒肢冷、脘腹冷痛、饮食喜热、下利清谷，或温化水湿功能减退，水湿停聚于内，或生痰成饮，或水泛为肿。

【与脾胃病证的关系】

内伤七情，最易影响脏腑气机，使体内气机升降失常，由此导致脏腑功能异常，影响气、血、津液的生成及运行，从而酿生多种内伤性疾病，这其中就包括一个重要的致病性因素——痰。《丹溪心法》曰：“又或七情郁而生痰动火，随气上厥，此七情致虚而眩运也”“七情相干，痰涎凝结”。气机瘀滞是痰产生的重要病机，同时痰作为病理产物，产生后亦可随气运行、停滞于机体的脏腑经络，进一步影响脏腑气机。忧思伤脾，脾伤则运化失常，气滞痰阻，痰气互结，可见咽之不下、咯之不出的梅核气。《重订通俗伤寒论》所谓：“饮食入胃，便吐粘涎，膈塞不通，便结而粪如羊矢者，此气郁挟痰阻塞胃脘也。名曰痰膈”，又名噎膈。

【治法与方药】

忧思伤脾，脾伤则运化失常，气滞痰阻，痰气互结，可见咽之不下、咯之不出的梅核气，《丹溪心法》曰：“气结则生痰，痰盛则气愈结，故调气必先豁痰”。故当理气解郁、化痰散结，予以半夏厚朴汤加减治疗，常用药物有半夏、厚朴、苏梗、茯苓、生姜。

（二）西医认识

【概述】

脾胃的痰气交阻证，西医理解为胃肠运动功能紊乱，以运动低下和肠内容物通过效率降低为主要特征。消化腺的分泌功能趋于正常，但排泄不畅。临床表现为喜温热饮食，生冷食物或环境低温会引发腹部不适，粪便干结、黏滞、排便费力。

【与胃肠疾病的关系】

临床上，本证的常见病因为忧伤、忧虑、焦急、焦虑；胃肠道表现为运动不畅和内脏高敏感，如梅核气、便秘等。

【治法与方药】

中医对于本证的治则为理气解郁、化痰散结。西医为应用促胃肠动力药物、抗焦虑抑郁药物等。

七、痰瘀互结证

（一）中医认识

【概述】

痰饮、瘀血致病各有特点，临床多见痰瘀互结致病者。夫痰饮之成也，源于津液；瘀血之生也，源于血液。血和津液既是人体脏腑功能活动的物质基础，也是脏腑功能活动的产物，两者具有“津血同源”“津血互化”的关系。《灵枢·邪客》曰：“营气者，泌其津液，注之于脉，化以为血”；《灵枢·营卫生会》曰：“夺血者无汗，夺汗者无血”。说明血和津液旺则俱旺，伤则均伤。

在生理状态下，津液与血在“气化”作用下可相互滋生转化。故在病理条件下，气化失常，痰饮和瘀血亦能相互影响，终致痰瘀互结。如气不化津，则津液停聚，凝结而形成痰饮。痰饮既成，碍气阻络，可影响血液正常运行，致使血行滞缓而停蓄，日久为瘀，此为由痰致瘀而痰瘀互结的病变过程。

【与脾胃病证的关系】

脾肾阳虚，中阳不足，温煦失职，气不化津，聚湿成痰，久则其痰瘀交结，阻膈不通，吞咽梗阻，胸膈疼痛，食不能下，甚则滴水难进，进食即吐，阻隔于食道，发为噎膈。肝失疏泄，脾失健运，痰浊淤积于肝，发为肝癖或名肝痞。

【治法与方药】

脾肾阳虚，温煦失职，气不化津，聚湿成痰，久则痰瘀交结，阻隔于食道，发为噎膈者，当温补脾肾，予以补气运脾汤加减治疗，常用药物有黄芪、党参、白术、砂仁、茯苓、甘草、陈皮、半夏、生姜、大枣。肝失疏泄，脾失健运，痰浊淤积于肝，发为肝癖或名肝痞者，当化瘀祛痰、软坚散结，予以化瘀汤加减治疗，常用药物有当归、熟地、白芍、川芎、肉桂、桃仁、红花、水蛭、虻虫。

（二）西医认识

【概述】

西医对于痰瘀互结证的理解为腺体分泌及血液循环相关的胃肠道运动和感觉功能紊乱。

【与胃肠疾病的关系】

本证临床表现为吞咽困难、恶心呕吐、精神情绪抑郁、精神动力低下、兴趣缺乏。

【治法与方药】

中医对于本证的治则为温补脾肾。西医则注重排查病因。如有贲门失弛缓，则予以药物、扩张或行经口内镜食管下括约肌切开术治疗；如为非器质性狭窄的功能性紊乱患者，一般药物治疗或扩张治疗效果不佳，早期抗抑郁治疗有效。

八、热毒炽盛证

（一）中医认识

【概述】

热毒炽盛证是指热毒入侵，毒性猛烈，内侵脏腑所表现的证候。属于热毒内侵，肝脾受损，属实证，起病急骤，传变迅速。多因饮食不节，过食辛辣肥甘食物，嗜酒无度，或外感时邪疫毒等因素引起。主要临床表现为：身目黄色，鲜明如金，急起并迅速加深，发热或高热烦躁，呕吐频作，脘腹胀满，大便秘结，小便少而黄赤；或兼精神萎靡，极度乏力，胁肋胀满拒按，食欲减退或无食欲；舌质红绛，苔黄或黄厚而糙或焦黄起刺，脉弦数或洪数。

【与脾胃病证的关系】

秽浊之邪，结伏肠道，阻滞气血运行，秽浊与气血搏结日久，而成伏粱，《黄帝内经·素问·腹中论》曰："少腹痞满硬块，上下左右有根内囊脓血，居肠胃之外，上迫胃脘，属内痈"。外感湿热疫毒，或酒食不节，而致中焦湿热，伤及营血，热毒炽盛，胆汁外溢，发为急黄。

【治法与方药】

秽浊之邪，结伏肠道，阻滞气血运行，秽浊与气血搏结日久，而成伏粱者，当通腑清营、透热养阴，予以清营汤加减治疗，常用药物有犀角（水牛角代）、生地黄、银华、连翘、玄参、竹叶、丹参、麦冬。外感湿热疫毒，或酒食不节，而致中焦湿热，伤及营血，热毒炽盛，胆汁外溢，发为急黄者，当清热解毒、凉血开窍，予以犀角散加减治疗，常用药物有犀角（水牛角代）、防风、细辛、茯神、大黄、羌活、麦门冬、赤芍、僵蚕、槟榔、栀子、甘草。

（二）西医认识

【概述】

热毒炽盛证在西医临床中多由于直接造成肝损伤的急性病因（如肝炎病毒、肝脓肿、药物），以及肠道感染或肠道环境变化引发急性肝损伤，并引发相关的消化系统症状。主要表现为黄疸、呕吐、腹胀、大便干结、小便少而黄赤、乏力，或有高热反应。

【与胃肠疾病关系】

本证为急性肝损伤和胃肠道环境恶化的疾病，如急性重型肝炎、肝脓肿、药物性肝损伤、急性胃肠道感染或中毒性炎症等。

【治法与方药】

中医对于本证的治则是通腑清营、透热养阴。西医注重对应治疗，快速去除病因。但首位的治疗措施是保持生命所需的内环境（体液环境）平衡和稳定。对于积极治疗病因不能阻止病情进展者，应用人工肝维系。有适应证的患者可不同剂量或疗程使用抗炎药物（如糖皮质激素、生长抑素等）。

学习培训及学分申请办法

一、《国家级继续医学教育项目教材》经国家卫生和计划生育委员会（现更名为国家卫生健康委员会）科教司、全国继续医学教育委员会批准，由全国继续医学教育委员会、中华医学会联合主办，中华医学电子音像出版社编辑出版，面向全国医学领域不同学科、不同专业的临床医生，专门用于继续医学教育培训。

二、学员学习教材后，在规定时间（自出版日期起 1 年）内可向本教材编委会申请继续医学教育Ⅱ类学分证书，具体办法如下：

方法一：PC 激活

1．访问“中华医学教育在线”网站 cmeonline.cma-cmc.com.cn，注册、登录。

2．点击首页右侧“图书答题”按钮，或个人中心“线下图书”按钮。

3．刮开本书封底防伪标涂层，输入序号激活图书。

4．在个人中心“我的课程”栏目下，找到本书，按步骤进行考核，成绩必须合格才能申请证书。

5．在“我的课程”—“已经完成”，或“我的学分”栏目下，申请证书。

方法二：手机激活

1．微信扫描二维码关注“中华医学教育在线”官方微信并注册。

2．点开首页“图书答题”，刮开本书封底防伪标涂层，输入序号激活图书。

3．在个人中心“我的课程”栏目下，找到本书，按步骤进行考核，成绩必须合格才能申请证书。

4．登录 PC 端网站，在“我的课程”—“已经完成”，或“我的学分”栏目下，申请证书。

三、证书查询

在 PC 端帮助中心“证书查询”中输入证书编号进行查询。

《国家级继续医学教育项目教材》编委会